中国健康城市建设优秀实践
（2019年）

中国健康教育中心　编著

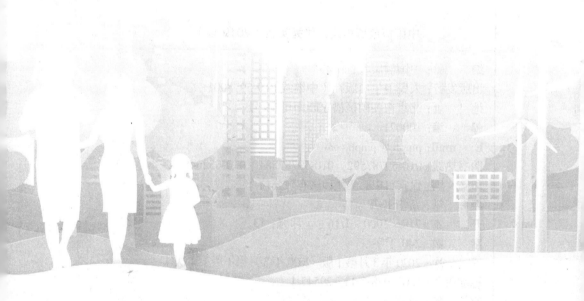

人民卫生出版社

图书在版编目（CIP）数据

中国健康城市建设优秀实践. 2019年 / 中国健康教育中心编著 . —北京：人民卫生出版社，2020

ISBN 978-7-117-29545-1

Ⅰ.①中… Ⅱ.①中… Ⅲ.①城市卫生 – 研究 – 中国 –2019 Ⅳ.①R126

中国版本图书馆 CIP 数据核字（2020）第 025223 号

| 人卫智网 | www.ipmph.com | 医学教育、学术、考试、健康，购书智慧智能综合服务平台 |
| 人卫官网 | www.pmph.com | 人卫官方资讯发布平台 |

中国健康城市建设优秀实践（2019年）

编　　著：中国健康教育中心
出版发行：人民卫生出版社（中继线 010-59780011）
地　　址：北京市朝阳区潘家园南里 19 号
邮　　编：100021
E - mail：pmph @ pmph.com
购书热线：010-59787592　010-59787584　010-65264830
印　　刷：保定市中画美凯印刷有限公司
经　　销：新华书店
开　　本：710 × 1000　1/16　印张：13
字　　数：240 千字
版　　次：2020 年 3 月第 1 版　2020 年 3 月第 1 版第 1 次印刷
标准书号：ISBN 978-7-117-29545-1
定　　价：45.00元
打击盗版举报电话：010-59787491　E-mail: WQ @ pmph.com
质量问题联系电话：010-59787234　E-mail: zhiliang @ pmph.com

《中国健康城市建设优秀实践（2019年）》
编写委员会

前　言

　　健康城市是世界卫生组织多年来在全球倡导的场所健康促进重要内容，是应对快速城市化带来的健康挑战的重要策略。世界卫生组织认为，健康城市是一个不断创造、改善自然和社会环境，不断扩大社区资源，使人们在生存和发挥潜能方面能够互相支持的城市。《2030可持续发展中的健康促进上海宣言》提出，良好健康治理、健康城市和社区、健康素养是促进健康的重要方面，其中城市和社区是实现健康的关键场所。《健康城市上海共识》提出，在全球可持续发展目标框架下，健康城市建设有10项优先领域，覆盖教育、住房、就业、安全、生态环境保护、妇女儿童健康、贫困人口健康和生活保障、传染病预防和控制、绿色城市交通、健康食品和饮水安全、无烟环境等领域。

　　20世纪80年代末至今，中国先后启动了卫生城市创建、健康城市建设、健康促进县区建设、健康促进学校、健康促进医院等一系列场所健康促进工作。这些工作与国际上倡导的健康城市理念和和策略高度一致，坚持预防为主和健康促进，秉承"政府主导、多部门协作、全社会参与"的原则，积极改善影响健康的环境、社会和个人因素，对维护人民群众健康和促进经济社会可持续发展作出了重要贡献。

　　中国的健康城市建设分为两个阶段。1994—2013年主要为探索阶段，引进国际理念，探索适合中国的健康城市模式；2013年之后进入全面启动阶段，出台了一系列重要的政策。2014年，国务院印发《关于进一步加强新时期爱国卫生工作的意见》，要求推进新型城镇化建设，鼓励和支持开展健康城市建设。2016年，习近平总书记在全国卫生与健康大会上发表重要讲话，中共中央、国务院印发《"健康中国2030"规划纲要》，均对健康城市建设提出明确要求。同年，全国爱卫办印发《关于开展健康城市健康村镇建设的指导意见》，明确了现阶段中国健康城市建设的定位、重点内容和工作要求，并确定38个国家卫生城市（区）作为全国健康城市建设首批试点城市，探索可推广的健康城市建设模式。2019 年,经党中央同意,国务院部署健康中国行动,将健康城市建设作为重要内容。中国的健康城市是卫生城市的升级版,现阶段中国健康城市建设旨在通过完善城市的规划、建设和管理,改进自然环境、社会环境和健康服务,全面普及健康生活方式,满足居民健康需求,实现城市建设与人的健康协调发展。

为做好健康城市评价工作,2015 年,全国爱卫办在中国健康教育中心设立全国健康城市评价工作办公室,由中国健康教育中心牵头、联合复旦大学和中国社会科学院提供相关技术支持工作。2016 年完成了首次探索性的全国健康城市评价工作,结果在第九届全球健康促进大会上进行公布。随后,在前期工作的基础上,结合健康中国建设的要求,研究制订了《全国健康城市评价指标体系(2018 版)》。2018 年对 38 个健康城市试点市开展了预评价工作,2019年 6 月全国爱卫办印发了《健康城市试点市预评价报告》。

为进一步总结 38 个健康城市试点市工作,中国健康教育中心在试点市预评价的基础上,组织专家选择预评价结果较好、具有区域代表性和推广价值的一批城市,经过多次专题研究、现场调研和修改论证工作,形成了中国健康城市建设优秀实践,旨在提炼总结健康城市试点市建设过程中涌现的优秀实践,为更多城市开展健康城市建设工作提供参考和借鉴。本书汇编 15 个城市的优秀实践,按照预评价结果排序。每个城市优秀实践不仅全面展示健康城市的发展历程、健康挑战与应对策略、主要做法和成效、挑战与展望,同时还精选典型经验来充分阐述经验做法。

本书是健康城市试点工作的阶段性总结的一部分,同时也是第一本系统整理的中国健康城市实践做法,具有一定的国际交流价值。需要指出的是,本书仅仅总结了健康城市试点市的经验,一些非试点城市也在建设过程中形成了许多经验,下一步我们将在更大范围内开展健康城市建设的经验总结和推广工作。

最后,衷心感谢国家卫生健康委员会规划司的科学指导,感谢各省(直辖市、自治区)和有关城市卫生健康委员会、爱国卫生运动委员会办公室在健康城市建设优秀实践的征集和报送工作给予的大力支持,感谢有关人员在优秀实践梳理、总结、提炼、审改工作的积极配合,感谢各位专家的现场指导和后期精心审改。由于时间仓促,编者水平有限,疏漏难免,敬请广大读者批评指正。

编者

2019 年 9 月

目 录

主动健康　促进健康苏州建设新实践

【概述】

苏州市自1999年起步健康城市建设,至今已有20年历程,健康城市建设始终坚持"政府主导、部门协同、全民参与、科学指导、城乡一体、健康公平"的原则,通过城市健康诊断,发现本地主要健康问题,采取针对性的行动计划,逐步提升城市居民健康水平。围绕当地主要健康问题,苏州市在开展健康城市建设过程中,坚持"将健康融入所有政策"的理念,从党委政府健康优先的制度安排、相关部门健康促进的职责履行、卫生行业健康管理的有效供给、市民百姓健康主责的共建共享等四个维度发挥主动作用,推动健康苏州建设的系统化提升、高质量发展,为居民提供全方位、全生命周期的健康服务。经过20年的健康城市建设,苏州市居民和城市健康状况得到显著改善,先后被世界卫生组织、世界健康城市联盟授予"杰出健康城市奖"和"健康城市建设先驱奖",累计获得32项世界卫生组织和健康城市联盟颁发的健康城市奖项。以1999年为基线,健康人群水平得到大幅提升,人均期望寿命由77.46岁增长至83.54岁,婴儿死亡率由8.74‰降低至2.33‰,孕产妇死亡率由25.54/10万降低至8.94/10万,健康素养水平由15.3%(2009年)提升至27.62%,重大慢性病过早死亡率由8.5%(2015年)下降至7.65%。

苏州位于江苏省东南部,全市面积8 657.32平方千米,下辖4个县级市6个区,共54个建制镇,1 034个行政村和36个街道,1 126个社区居委会。2018年末,全市常住人口1 072.17万人,常住居民人均可支配收入5.55万元,其中城镇常住居民人均可支配收入6.35万元,农村常住居民人均可支配收入3.24万元,全市地区生产总值超过1.85万亿元,一般公共预算收入2 120亿元。苏州先后获得国家卫生城市、全国文明城市、国家生态市、国家环境保护模范

1

城市、国家生态园林城市、全国绿化模范城市、中国优秀旅游城市等荣誉,也分别于 2007 年和 2016 年两次被全国爱卫办列为全国健康城市试点。

一　苏州市健康城市发展历程

苏州市自 1999 年创建成国家卫生城市,特别是 2000 年建成全国首个国家卫生城市后,认识到解决市民健康问题,要从偏重环境卫生治理向全民健康管理转变,从粗放式管理向精细化治理转变,就积极探索开展健康城市建设,至今已有 20 年时间(图 1)。

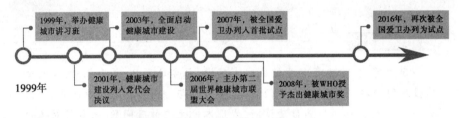

图 1　苏州市健康城市建设重要事件

（一）试点探索阶段（1999—2002 年）

苏州市在这一阶段编印建设健康城市系列丛书和相关指导手册,制定了 11 类健康细胞标准;选择健康城市试点单位,通过试点建设摸索总结健康城市建设经验;2001 年开展健康城市建设列入了市第九次党代会决议报告。

（二）全面发展阶段（2003—2015 年）

该阶段成立了苏州市建设健康城市领导小组。市委、市政府印发系列文件,召开健康城市推进大会;实施四轮健康城市行动计划;动员全社会和广大市民积极参与健康城市建设;积极参与健康城市国际事务,加入世界卫生组织西太区的健康城市联盟,举办了苏港澳健康城市论坛和第二届健康城市联盟大会,发表《健康城市市长苏州宣言》。

市委、市政府开展近百项部门间和社区级别的健康城市干预项目,和世界卫生组织合作,开展老年人健康公平性、道路安全和盖茨 - 无烟城市等国际健康城市合作项目。2007 年起推进健康城市城乡一体化发展,制定苏州市健康镇村标准,围绕健康管理、健康服务、健康环境、健康社会、健康人群等 5 方面,制定建设标准和评估指标体系,全面推进健康村镇建设;2010 年联合苏州大学成立了健康城市研究所,开展健康城市理论研究,指导健康城市建设科学发展;编印《健康苏州》杂志,传播健康城市理论与实践;实施开展"优化健康服务"行动、

"改善健康环境"行动、"构建健康社会"行动、"培育健康人群"行动、"卫生创建巩固发展"行动、"城乡环境卫生整洁"行动、"全民健康促进"行动、"健康素养普及"行动、"公共场所控烟"行动、"健康社区（单位）建设"行动等十大行动。

（三）继承发扬阶段（2016 年—至今）

"十三五"期间，市委、市政府印发《"健康苏州 2030"规划纲要》，时隔 14 年后再次从市委、市政府层面对健康城市建设工作进行动员部署。市委、市政府召开全市卫生与健康大会。市政府办印发实施了健康市民、健康城市、健康卫士、健康场所、健康市民倍增"531"等系列行动计划，从治病、防病、监管、参与等多角度，系统化提升健康苏州建设质量（表 1）。

表 1　苏州健康城市不同时期问题及对策

时期	主要问题	主要对策
试点启动阶段 （1999—2002 年）	健康城市建设经验不足，建设方法和目标不明晰	选择试点单位；借鉴国外经验；确定战略目标
全面发展阶段 （2003—2015 年）	市民对健康城市知晓及参与度低等；健康服务体系薄弱；健康城市缺乏落地抓手；健康城市城乡发展不均衡；健康城市理论指导不够；空气污染、水污染等环境健康问题；居民的健康诉求多元；居民健康素养水平不高等	搭建健康城市领导组织架构；实施健康宣传工程、健康服务工程、健康细胞工程等；实施了近百项国际、多部门、社区层面健康城市项目建设；启动健康村镇建设，成立健康城市研究所；实施 10 项健康城市行动计划等
继承发扬阶段 （2016 年—至今）	高指标数据下隐含的建设质量问题，如健康期望寿命和人均期望寿命的差距、健康素养各维度之间差距等；因恶性肿瘤、心脑血管疾病、呼吸系统疾病、损伤和中毒死亡占比高等；空气污染和水污染等环境健康问题	实施了健康市民、健康城市、健康卫士、健康场所、健康市民倍增"531"等系列行动计划；全民健身行动，打造"10 分钟体育休闲生活圈"；农村生活污水治理三年行动计划；环境保护"263"行动等

 ## 主要做法

苏州市在开展健康城市建设过程中，从党委政府健康优先的制度安排、相关部门健康促进的职责履行、卫生行业健康管理的有效供给、市民百姓健康主责的共建共享等 4 个维度发挥主动作用，推动健康苏州建设的系统化提升、高质量发展,为居民提供全方位、全生命周期的健康服务(图 2)。

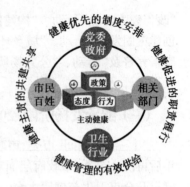

图 2 苏州市"主动健康"工作模式示意图

(一)党委政府的"主动健康"——健康优先的制度安排

健康城市建设得到了党委政府的高度重视,早在 2001 年,"开展健康城市建设"就被列入了苏州市第九次党代会报告,被确定为苏州市发展战略目标,苏州成为全国最早将健康城市建设列入党代会报告的城市。进入"十三五"市委、市政府先后印发了《"健康苏州2030"规划纲要》《关于落实健康优先发展战略推动卫生计生事业发展的若干意见》等政策文件(表 2)。苏州市各级政府每年安排一批"卫生与健康"领域的实事项目和重点建设项目,切实增强健康苏州战略的推进力度,以 2017 年和 2018 年苏州市政府实事项目为例,对卫生健康、社会保障、生态环保、人居环境、公共安全等健康城市内涵工作均做了安排,并且更加注重预防为主和将健康融入所有政策,健身步道、公共场所母乳哺育室、65 岁以上老年人肺炎疫苗接种、慢性病社区防治点建设等工作都被列入其中。财政对卫生健康支出在近五年增长了 87.00%,占一般预算支出比例增加到了 5.84%(图 3、图 4)。

表 2 苏州市建设健康城市有关文件

时间	文件名称
2002 年	关于印发苏州市建设健康城市第一批项目标准(试行)的通知
2003 年	关于加快健康城市建设的决定
2003 年	关于成立苏州市建设健康城市领导小组的通知
2003 年	关于印发苏州市健康城市建设部门职责分工的通知
2003 年	关于印发苏州市健康城市建设行动计划的通知
2011 年	关于转发苏州市 2011—2015 年爱国卫生运动与建设健康城市行动计划的通知
2016 年	关于印发苏州市健康市民"531"行动计划的通知
2016 年	关于印发苏州市健康城市"531"行动计划的通知
2017 年	关于印发《"健康苏州 2030"规划纲要》的通知
2017 年	关于落实健康优先发展战略加快推动卫生计生事业发展的若干意见
2017 年	关于印发苏州市健康卫士"531"行动计划的通知
2017 年	关于印发苏州市健康场所"531"行动计划的通知
2018 年	关于印发苏州市健康市民"531"行动倍增计划实施方案的通知

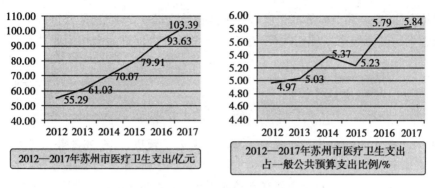

图3　2012—2017 年苏州市医疗卫生支出变化趋势图

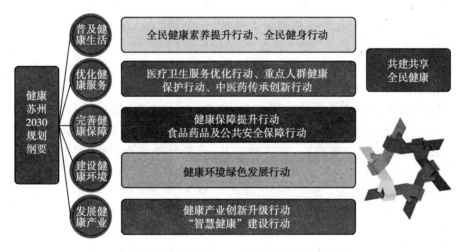

图4　《"健康苏州 2030"规划纲要》主要内容

（二）相关部门的"主动健康"——健康促进的职责履行

　　健康相关部门,如规划、环保、食药、水利、市容市政、人社、交通、公安、民政、安监等,通过各专业委员会的作用,主动履行健康促进职责,为苏州健康城市建设提供了强大的合力。例如普及健康生活方面,体育部门主动打造"10分钟体育休闲生活圈",提升全民健身内涵质量;健康环境方面,水利部门主动实施农村生活污水处理三年行动计划,通过纳管接城镇污水处理厂、小型污水集中处理设施、分散式处理等方式,全市实现重点村、特色村生活污水治理全覆盖,农村地区生活污水治理率达到 80% 以上;健康服务方面,妇联主动开展公共场所母乳哺育室建设,制定《苏州市公共场所母乳哺育设施建设指南》,累计建成 195 个公共场所母乳哺育室,"37℃母爱"不断向城乡延伸;再如健康保障方面,公安和卫生等部门联合开展的道路交通安全项目,荣获世界卫生组织颁发的健康城市最佳实践奖,在第九届全球健康促进大会作为成功案例交流展示。

 专栏1 道路安全干预项目

苏州市自2011年起实施道路交通安全干预项目,至2017年底万车交通事故死亡率下降了46.41%。苏州道路安全与健康工作也得到了世界卫生组织的认可,2012年获得世界卫生组织颁发的健康城市最佳实践奖,2016年在第九届全球健康促进大会上交流发言。苏州道路安全干预项目有四个注重。

一是注重坚持一条明确的工作理念,坚持"以人为本、科学规划、城乡联动、整体推进"的工作理念。2012年12月,市政府实施了地方性法规《苏州市道路交通安全条例》,明确了"人为本、车为辅"的发展理念,为我市道路安全和市民健康出行提供了制度保障;落实道路规划设计和交通安全设施同规划、同设计、同建设、同验收的"四同时"制度和交通影响评价制度,尽可能从源头上消除安全隐患;定期排查交通配套设施滞后、缺失的问题,落实挂牌督办,确保不留安全死角。

二是注重创立一个良好的工作机制,建立了"政府组织、科技创新、抓住重点、市民参与"的工作机制。在资金、人员等方面给予全面保障。重视运用科技力量,自主研发"车辆特征智慧识别系统",实施智能交通系统;采用物联网感知等技术,自动感应路况,实时调节路口红绿灯时间,自主识别违法车辆,通过红灯进行拦截。重罚严罚闯红灯、超员、超速、酒驾、毒驾等严重交通违法行为;在全国率先建成交通安全体验馆,让市民体验交通规则和违反规则带来的危害,交通安全体验馆的年参观体验人次数达30多万人。

三是注重营造一种浓厚的安全氛围。动员全社会关注道路交通事故伤害重点人群,关爱弱势群体,针对老年人碰撞跌倒、儿童安全座椅、青少年骑行安全等开展干预活动。推行"文明交通"行动计划,举办"司机文化节";推广新媒体在交通管理中的应用;在彭博基金会的支持下,自2010年起启动实施中国道路安全项目,重点针对酒后驾驶和超速驾驶实施综合干预,开展"放心饮酒餐厅"等创建活动,有效提高了百姓道路安全意识,取得了显著成效,"喝酒不开车,开车不喝酒"已深入人心。

　　四是注重建立一套科学的应急救治体系。针对道路交通事故伤者,建立医疗抢救应急机制,"医警"联动,开辟应急和治疗的"绿色通道";建立城市多中心的创伤协同救治体系,加快多学科协同,科学、迅速、有效地救治道路事故伤者,目前全市建成创伤救治中心 11 家;依托急救、医疗、采供血机构,成立专业应急救援队伍,定期开展道路事故救治培训和演练,提高应急救治能力;2011 年起,设立道路交通事故社会救助基金,保障了伤者必要的先期抢救费用。

（三）卫生行业的"主动健康"——健康管理的有效供给

　　卫生健康部门围绕苏州市疾病谱和市民"不生病、少生病、晚生病;急病要急、慢性病要准"的核心健康诉求,加强健康管理的有效供给。围绕"无病要防",实施了健康城市"531"行动、健康卫士"531"行动计划;围绕"急病要急"实施了健康市民"531"行动计划;围绕"慢性病要准",实施了健康市民"531"倍增行动。提高基层医疗机构健康教育、健康管理、高危筛查、规范诊疗能力,已有 2/3 的基层医疗机构转型升级为市民健康管理综合服务中心,在完成基本医疗卫生服务任务的基础上,进一步强化市民综合健康管理服务功能,重点做好针对重大疾病和慢性病的健康教育和健康促进,开展肿瘤、心脑血管疾病、高危妊娠、慢性呼吸系统疾病、成人"三高"临界等筛查和健康管理。苏州卫生行业形成了更加精准的市民健康管理及防病治病的有效供给体系(图 5)。

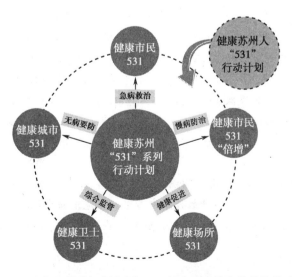

图 5　卫生行业的"主动健康"——健康管理的有效供给模式图

(四) 市民百姓的"主动健康"——健康主责的共建共享

社会各界的广泛参与也是健康城市建设必不可少的一部分,苏州市在健康城市建设中充分调动市民百姓的主动性,提升自身健康水平。一是社会组织的主动参与,民政、共青团、卫生健康等部门通过开展公益创投、公益采购、公益伙伴等活动,用公益来引领社会组织参与健康城市建设的活力。自 2011 年起,苏州市先后累计投入超过 1 亿元,成功组织了 5 届"公益创投活动",并带动各区(市)"微创投活动",全市 800 多家社会组织创意设计并且成功实施了 1 000 多个民生健康类公益服务项目,为城乡社区居民提供多方位服务,惠及居民 200 多万人次。二是志愿者的主动参与,实施青年志愿公益"3927 工程",助力健康苏州建设。苏州市注册志愿者总数达到 144 万人,平均每万常住人口拥有注册志愿者人数达 1 343.07 人。三是单位社区的主动参与,实施健康场所"531"行动计划,自 2001 年起开展健康细胞建设,率先出台健康细胞建设标准,全市累计有 5 000 多家单位开展健康细胞建设。四是市民自我健康素养的主动提升,全民健身和全民健康得到市民百姓的主动追求,市民健康素养水平达到 27.62%,15 岁以上人群吸烟率降低至 24.29%,市民健康自我管理意识不断提高,全市 95% 以上的社区(村)建有健康自我管理小组,健康自我管理小组累计数量达 4 725 组。

专栏 2　苏州市健康市民"531"行动计划

2016 年 3 月,苏州实施健康市民"531"行动计划。重点围绕苏州市疾病谱前五位中的恶性肿瘤、心脑血管疾病,及城市健康核心指标婴儿死亡率、孕产妇死亡率采取综合性干预措施,重点解决"急病要急"的健康需求。其核心内容为:建立一个平台(市民综合健康管理服务平台)、三大机制(居民疾病高危因素筛查机制,包括恶性肿瘤、心脑血管疾病、高危妊娠)和五大中心(城市多中心疾病协同救治体系,包括卒中中心、胸痛中心、创伤救治中心、危重孕产妇救治中心、危重新生儿救治中心)。

截至 2018 年底,已建成胸痛救治中心 14 家、卒中救治中心 14 家、创伤救治中心 12 家、危重孕产妇救治中心 14 家、危重新生儿救治中心 10 家,累计开展心脑血管筛查 114.5 万例、肿瘤筛查 7.8 万例、高危妊娠筛查 23.2 万例。

●工作理念：

疾病要急、慢病要准。

●工作任务：

五大中心：

到2017年，市级胸痛中心、卒中中心、创伤中心、危重孕产妇救治中心、危重新生儿救治中心全部建立并运行，各分中心建设顺利推进。

到2020年，市区和各县均建立健全联通医院、急救与社区的城市多中心疾病协同救治体系，不断提升胸痛、卒中、创伤、危重孕产妇、危重新生儿等五大中心的专业救治水平。

三大机制：

肿瘤、心脑血管疾病和高危妊娠筛查机制，2017年基本建立并运行，2020年逐步推广并完善。

一个平台：

2017年，市区公立社区卫生服务中心全部强化达标为市民综合健康管理服务平台，2020年，全市城乡公立社区卫生服务中心全部建成为市民综合健康管理服务平台。

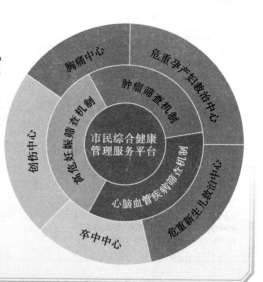

 专栏3　苏州市健康城市"531"行动计划

2016年12月，苏州市实施第五轮健康城市行动计划，重点围绕健康生活、健康保障及公共卫生薄弱环节等采取综合性干预措施，重点解决"无病要防"的健康需求。主要内容为实施一项工程（全民健康素养提升工程）、健全三大机制（"政府主导、部门协同、社会参与、个人主责"的联动机制，"联防联控、群防群控、防治结合"的预防机制，"医防联动、快检快测"的突发公共卫生事件处置的应急机制）、实施五大领域重点项目（重大传染病防治、心理健康促进、重点人群伤害干预、出生缺陷与重大疾病干预、健康危险因素监测评估等）。

截至2018年底，城乡居民健康素养水平提高至27.62%，较2015年提升6.32%；15岁以上人群吸烟率下降到24.29%，较2015年下降了2.81%。

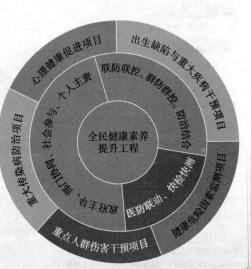

● **工作理念：**

预防为主，防治结合。

● **工作任务：**

五大项目：

重大传染病防治项目、心理健康促进项目、重点人群伤害干预项目、出生缺陷与重大疾病干预项目、健康危险因素监测项目。

三大机制：

建立完善"政府主导、部门协同、社会参与、个人主责"的联动机制；建立完善"联防联控、群防群控、防治结合"的预防机制；建立完善"医防联动、快检快测"的突发公共卫生事件处置的应急机制。

一个工程：

启动全民健康素养提升工程。

2020年目标：

居民健康素养水平提高到24%以上，妇女儿童主要健康指标处于省内领先水平，孕产妇死亡率稳定在6/10万以下；婴儿和5岁以下儿童死亡率分别控制在5‰、8‰以下；出生缺陷发生率控制在5%以下。

专栏4　苏州市健康市民"531"行动倍增计划

2018年3月起，实施健康市民"531"行动倍增计划，主要针对当前影响市民健康的、人群患病率高的、综合干预效果好的五大类健康问题（成人儿童呼吸系统慢性病、全人群睡眠障碍、中老年骨质疏松及骨关节炎、儿童常见健康问题、成人"三高"临界等）开展综合干预措施，重点解决"慢性病要准"的健康需求。主要内容为夯实一个基层平台（市民综合健康管理服务平台），推广三大适宜技术（专病健康教育、专项健身运动、专方中医药服务）和形成五大干预策略（建立区域慢性病防治指导中心、完善早期识别及健康管理机制、制订健康问题防治指南、推进专科专病医联体建设和加强社区进修学院建设）。

截至2018年底，已建立儿童哮喘区域防治指导中心4家、社区防治站23家，慢阻肺市级区域防治指导中心6家、社区防治站13家，骨质疏松区域防治指导中心4家、社区防治站16家。

● 工作内容：

以统筹解决健康问题为策略，夯实一个基层平台，推广三大适宜技术和形成五大干预策略。

● 工作任务：

五大策略：
1. 建立区域慢病防治指导中心。
2. 完善早期识别及健康管理机制。
3. 制订基于"家庭-社区-医院"的健康问题防治指南。
4. 推进专科专病医联体建设。
5. 加强社区进修学院建设。

三大技术：
1. 专病健康教育。
2. 专项健身运动。
3. 专方中医药服务。

一个平台：
市民综合健康管理服务平台。

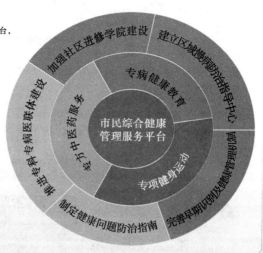

 专栏5　苏州市健康场所"531"行动计划

　　2017年11月起，实施健康场所"531"行动计划的核心内容，健康场所"531"行动计划的核心内容，即开展一项创建（健康细胞创建）、建立三项制度（健康影响评估制度、健康自我管理制度、场所健康促进制度）、围绕五项重点（建设健康场景、开设健康讲堂、创造无烟环境、践行健康生活、行业健康危险因素干预）。

　　自2016年至2018年底，累计新建或升级建设各级各类健康场所2014家，其中省级以上601家，苏州市级324家，区县级1 089家。

● 工作理念：

全民参与，共建共享。

● 工作任务：

五项重点：
建设健康场景、开设健康讲堂、创造无烟环境、践行健康生活、行业健康危险因素干预。

三项制度：
健康影响评估制度、健康自我管理制度、单位健康促进制度。

一项创建：
健康细胞创建（镇村、社区、单位、家庭等）。

工作目标：
1. 到2020年，全市建成区县级健康场所2 000个，市级健康场所500个，省级健康场所200个，WHO健康场所40个。
2. 创建场所职工对自己体重指数、血压、血糖、血脂等健康指标知晓率要达到85%以上，吸烟率低于20%、肥胖率低于12%，经常参加体育锻炼的人数比例达到40%。

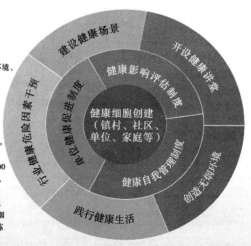

专栏6 苏州市公众健康教育"百千万"行动计划

2018年,通过苏州市医学会组织实施苏州市公众健康教育"百千万"行动计划,该行动计划入选为2018年度苏州市卫生健康十件大事,获评首届健康长三角医疗卫生治理最佳实践案例"卓越奖"。该行动计划的亮点是:社会组织负责、权威医学专家参与、标准化授课、互联网传播、受众面较广。

一图读懂 苏州市公众健康教育"百千万"行动

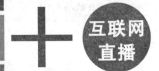

百 建立"一百个"标准化健康科普课件。由苏州市医学会各专业委员会专家团"特别定制",主委亲自把关。

千 培训"一千名"健康科普讲师。医学大咖、专委会的主委、副主委都积极报名为健康科普讲师。

万 开展"百万市民"受益的健康科普活动。实施"菜单式"科普,计划到2020年底,达到百万市民直接从活动中受益的效果

＋ 互联网直播

该项活动受到了《健康报》、健康江苏微信公众号、苏州日报、苏州电视台等各级媒体广泛报道。相对于传统的健康教育媒介,此次"百千万"行动计划还通过"看苏州"APP进行科普直播,不能到现场的市民也可以通过手机等移动设备观看,扩大受众面,让更多的人接受科普,受到市民一致好评。同时,苏州市医学会通过微信公众号、苏州卫生12320微信公众号及苏州日报等媒体宣传方式,每周提前公布科普预告,提高宣传度,让市民提前了解科普活动的安排,不错过任何一场直播。

"百千万"公众健康教育通过"学科主委坐镇把关""艺术展翅让科普更生动""标准课件让更多人受益"等多部曲,把医学专业知识用既权威靠谱,又生动有趣的语言讲述,让老百姓愿意听,听得懂,感兴趣。帮助市民从"被动医疗"向"主动健康"迈进,通过健康教育,市民更加重视疾病预防,改善不良的生活行为,同时还可以了解一些疾病的早期表现,掌握一些自我保健基本技能,从而促进健康城市建设。

 三 建设成效

经过近20年的健康城市建设,苏州市居民和城市健康状况得到显著改

善,先后被世界卫生组织、世界健康城市联盟授予"杰出健康城市奖"和"健康城市建设先驱奖",累计获得 32 项世界卫生组织和健康城市联盟颁发的健康城市奖项(图 6)。以 1999 年为基线,健康人群水平得到大幅提升,人均期望寿命由 77.46 岁增长到 83.54 岁,婴儿死亡率由 8.74‰降低至 2.33‰,孕产妇死亡率由 25.54/10 万降低至 8.94/10 万,健康素养水平由 15.3%(2009 年)提升至 27.62%,重大慢性病过早死亡率为 7.65%(表 3)。健康服务能力持续提升,每千常住人口卫技人员数由 5.56 人(2004 年)提高到 7.95 人,每千常住人口卫生机构床位数由 4.49 张(2004 年)提高到 6.43 张。健康环境质量不断改善,城镇生活污水处理率由 68.86% 提高到 95.5%,人均公园绿地面积由 4.93 平方米提高到 13.32 平方米,无害化卫生户厕普及率由 49.57% 提高到 99.9%。健康保障水平不断提升,率先实现城乡居民医保、养老保

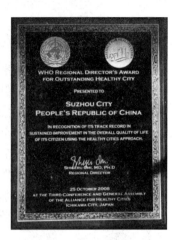

图 6　苏州市荣获世界卫生组织杰出健康城市奖奖牌

险等全面并轨,成为全国首个统筹城乡社会保障典型示范区,城乡居民最低生活保障标准由 220 元 / 月(2002 年城镇居民)提高到 945 元 / 月,每千名老人拥有养老机构床位数由 10.3 张增长到 48.2 张。

表 3　苏州城市核心健康指标与全国比较

指标	全国 2018 年	苏州市	
		1999 年	2018 年
人均期望寿命 / 岁	77.0	77.46	83.54
婴儿死亡率 /‰	6.1	8.74	2.33
5 岁以下儿童死亡率 /‰	8.4	12.54	3.35
孕产妇死亡率 /(1/10 万)	18.3	25.54	8.94
居民健康素养水平 /%	17.06	–	27.62
重大慢性病过早死亡率 /%	19.1[*]	–	7.65

注:数据来源于国家卫生健康委、各地卫生健康委、统计局网站或官方微信号。"*"为 2015 年数据,"–"为无数据或未查询到相关数据。

四 主要经验

(一)科学化思维形成健康苏州建设系统解决方案

科学化建设这一思想贯穿了苏州市健康城市建设始终。从 2002 年的专家指导委员会到 2010 年的健康城市研究所再到 2018 年的苏州大学健康中国研究院,从健康城市项目标准到健康城市指标体系,从健康城市诊断到行动计划,都体现了科学指导这一策略。根据《健康中国"2030"规划纲要》及省、市配套规划纲要,近年来苏州市行动计划的制定,也是运用科学化思维,委托专家开展城市健康诊断,针对发现的城市主要健康问题,实施了健康市民"531"、健康市民"531"倍增、健康城市"531"、健康卫士"531"、健康场所"531"等系列行动计划,从治病、防病、监管、参与等全维度形成统筹解决市民健康问题的综合策略。

(二)一体化措施保障健康苏州建设高质量发展

苏州市健康城市建设始终坚持城乡一体理念,自健康城市起步以来,各县市同步推进,2007 年制定苏州市健康镇村标准和评估指标体系,围绕健康管理、健康服务、健康环境、健康社会、健康人群等五方面,开展健康镇村建设,截至目前,70% 的国家卫生镇和 45.6% 的省级卫生村建成了苏州市级健康镇和健康村,农村居民健康素养水平由 10.4% 提高至 26.96%。苏州市作为江苏省唯一的城乡一体化发展综合配套改革试点地区,被人社部评为全国首个统筹城乡的社保典型示范区,城乡一体在未来仍然是健康城市建设的根本原则。

(三)多元化传播促进健康苏州建设全员参与

建立传统媒体和新媒体结合的多元化手段、政府组织和医务人员自发、非政府组织(NGO)参与等多元化主体,促进了全员参与健康苏州建设氛围。健康城市建设伊始就面向全市征集确定健康苏州 Logo 和宣传标语,用于健康城市传播。着力打造了由权威媒体、权威专家形成的多元化健康传播矩阵,在苏州电视台开播《健康苏州》专题栏目,在苏州广电总台开播《天天健康》,利用苏州本地有影响力的新媒体"引力播""看苏州 APP"等开展实景式健康教育,"苏州健康"官方微信公众号影响力位列全市政务类前三。市医学会开展"主委健康科普制"和"公众健康教育百千万行动计划"(制作 100 个标准化健康科普课件、培训 1 000 名健康科普讲师、开展百万市民受益的健康科普活动),各专委会主委及专家开展标准化健康教育讲座和微信科普宣传。建立了 2 个网上健康教育园、健康教育讲座网络预约系统,建成覆盖城乡的 70 个健康教育园、81 个健康主题公园、2 232 千米健身步道。

(四) 人本化举措确保健康苏州建设的获得感

健康是群众感受最直接的民生工作,只有坚持以人为本,以人的健康为中心,倡导健康公平,才能得到群众的拥护。苏州市针对妇女儿童健康,开展了"六免三关怀"母婴阳光工程、公共场所母乳哺育室建设;针对流动人口健康,实施了流动人口健康促进行动;针对老年人健康,开展了 65 岁以上老年人免费接种肺炎疫苗、老年人免费健康体检及健康养老服务;针对中青年人群,开展了假日体育、健康场所建设等等,都体现了以人为本及保障和改善民生的需要,也使健康城市建设受到了市民的大力支持。

五　挑战及展望

未来的健康苏州建设,将围绕全国健康城市试点要求,以市民健康为根本追求,以影响城市健康的主要因素和重大公共卫生问题为导向,努力把苏州市打造成健康中国典范城市、长三角地区的医疗名城和市民主动健康的宜居之城。当前,苏州面临着人口结构老龄化、城乡发展一体化、健康需求多元化、资源承载有限化、流动人口增长化等多重健康挑战,苏州市也将以习近平新时代中国特色社会主义思想为指导,全面贯彻落实党的十九大精神,坚持以人民为中心,更加注重健康老龄化,更加注重公共服务均等化、优质化,更加注重供给侧结构性改革,围绕普及健康生活、优化健康服务、完善健康保障、建设健康环境、发展健康产业等主要范畴,加快推进健康苏州建设,为建设健康中国作出新的贡献。

【专家点评】

苏州是中国健康城市建设的排头兵,其健康城市建设进程在国际上也处于领先水平。苏州的建设总结起来有四大特点。首先是持续性好。苏州从 1999 年开始进行健康城市建设,始终秉持"政府主导、部门协同、全民参与、科学指导、城乡一体、健康公平"的原则,开展了三个阶段长达二十年的建设工作,这在国内城市中实属罕见。其次是系统性强。苏州提出了"主动健康"的建设模式,从党委政府健康优先的制度安排、相关部门健康促进的职责履行、卫生行业健康管理的有效供给、市民百姓健康有责的共建共享四个维度开展健康城市的建设工作。第三是以问题为导向,特色鲜明。苏州开展的健康市民、健康城市、健康卫士、健康场所、健康市民倍增"531"等系列行动针对不同时期影响市民健康的主要问题,确定有针对性的工作理念和中心工作任务,既有延续性,也与时俱进。第四是苏州的建设水平高。苏州历年来在健康城市建设上的投入位于国内前列,在探索健康城市的理论和方法上也居于领先地位。高水平的建设带来高水平的建设成效。苏州市民在人均期望寿命等多项健康指标上都达到了发达国家水平,建设活动本身也得到了国内外的认可,获得多项国际大奖。作为中国健康城市建设的领跑者,未来苏州还将继续为超大型城市的健康城市建设提供优秀经验。

整体推进 珠海市健康城市建设探索与创新

【概述】

　　珠海从 2010 年就开始了对健康城市建设工作的探索与实践，2016 年被纳入全国健康城市试点城市之列，成为广东省唯一的入选城市。当前，在完成健康城市基线调查基础上，珠海市着力加强整体健康服务体系建设，以提高人民健康水平为目标，以体制机制改革为动力，着力推动普及健康生活、优化健康服务、完善健康保障、建设健康环境、发展健康产业、培育健康人群、塑造健康文化、构建健康社会等八个方面工作，全方位、全周期保障群众健康，为珠海经济特区"二次创业"提供坚强保障。

 一　实施背景

　　珠海，中国最早的经济特区之一，是珠江西岸核心城市。美丽珠海声名远播，坚持绿色发展，生态环境优良，先后获得"国际改善居住环境最佳范例奖"等一系列荣誉称号。在珠海众多的城市名片中，国家卫生城市是其中最闪亮的"金字招牌"之一。1992 年，珠海成为全国首批国家卫生城市，27 年来先后4 次顺利通过复审。为了继承和发扬国家卫生城市创建成果，推动健康福祉惠及广大市民，珠海市于 2010 年正式启动建设健康城市工作，创新发展不停步，积极探索健康城市发展之路（表 1）。

表 1　珠海市建设健康城市历程

时间	历程
2010 年	在不断巩固和加强国家卫生城市建设的基础上，珠海市开始谋划建设健康城市的工作

续表

时间	历程
2013 年	时任世界卫生组织总干事陈冯富珍到访,高度认同珠海城市建设和生态环境,希望珠海积极创建世卫标准的健康城市
2014 年	珠海正式发布《珠海市人民政府关于创建健康城市的意见》,制定《珠海市创建健康城市行动计划(2013—2017 年)》。同年,珠海出台创建健康城市细胞工程工作试行方案,启动珠海市 WHO 健康城市指标体系调查
2015 年	珠海市爱卫会加入世界卫生组织健康城市合作中心工作网络
2016 年	全国爱卫办将珠海确定为 38 个健康城市试点市之一,珠海健康城市建设步入快车道
2017 年	珠海市委市政府召开全市卫生与健康工作大会。同年,《珠海市卫生与健康"十三五"规划》《珠海市建设健康城市行动计划(2017—2020 年)》《珠海市创建健康城市细胞工程工作方案(2017—2019 年)》等文件相继出台,建设健康城市工作进入全新战略发展时期
2018 年	"建成 5 个健康镇(街)、50 个健康村(居)、100 个健康细胞单元"列入 2018 年珠海市政府 10 件民生实事。珠海市委、市政府印发《"健康珠海 2030"规划》。同年,珠海正式加入 WHO 健康城市联盟
2019 年	"实施'健康珠海 2030'规划,加强重点人群健康服务"列入 2019 年珠海市政府重点工作任务

二 健康问题

随着社会经济的飞速发展和人民生活质量的持续提升,交通拥堵、环境污染、精神压力、缺乏锻炼、不良饮食及作息等问题逐渐凸显。《珠海市健康城市基线调查报告》显示,影响珠海市人民健康的主要表现有:

(一) 传染病控制形势严峻

珠海毗邻港澳,国际化程度日益加速,输入性疾病风险增加。常见的传染性疾病已得到有效控制,疾病发生率已显著下降,但诸如病毒性肝炎、手足口病、登革热等主要传染性疾病的预防与治疗仍任重道远。一些新的传染性疾病,例如寨卡病毒病、非典、高致病性禽流感等仍是潜在危险。本市流动人口的增加意味着某些传染性疾病传播存在较大风险。

(二) 慢性病防治亟需加强

在 60 岁、80 岁和 85 岁以上男性、女性死因顺位中,肿瘤、脑血管疾病、心血管疾病是珠海市人群死亡的主要原因。

（三）汽车保有量持续增多

目前珠海机动车保有量为 62.5 万辆,人均机动车保有量位居全省第一。机动车尾气是大气污染的重要来源之一,随着汽车保有量的持续增多还会带来交通拥挤、行车安全以及停车场建设和管理滞后等问题。

（四）环境对健康的影响加剧

对粉尘、烟雾、噪声等环境质量的投诉量逐年增加。全年生活垃圾的总量逐年增多,小区生活垃圾分类处理不好。

（五）健康教育亟待提升

各种健康信息知晓率偏低,约 40% 的居民对各种信息完全不了解,"了解很多"的居民约占 10% 以下,"知道一点"占 50% 以上,不利于健康城市的建设工作。

（六）预防疾病意识薄弱

居民健康生活方式比例还有待提高,吸烟情况依然严峻,对健康体检及各种高发癌症的普查力度不够,儿童健康检查及牙科检查参与率总体较低,远未达到目标值。

（七）健康服务有待加强

家庭医生服务机制不健全,医疗卫生投入机制需完善,医疗卫生支出占总量支出比例较低,节能环保投入逐年减少,室内环境监测无制度。

 三　主要做法

担当使命,珠海从来不遗余力。打造健康城市,珠海有着明确的目标和思路。建设健康城市试点,珠海围绕"健康生态、健康生活、健康保障"三大健康体系,以"一个工程、三个阶段、六个重点、八项内容"为总体思路,实施 36 项重点行动项目,倡导"让健康成为一种习惯",促进人民健康与经济社会和生态文明协调发展(图 1)。

按照"突出健康、项目管理、持续改进、协调发展"的工作主线,健全"政府主导、部门协调、社会动员、全员参与"的工作机制,扎实推进健康城市建设工作。

三大体系	• "健康生态、健康生活、健康保障" 三大健康体系
一个工程	• 实施创建健康城市细胞工程。在全市社区、机关、学校、医院、宾馆、餐厅、景区（景点）、商场、市场、家庭等11类区域推行，为健康城市建设打下坚实基础。
三个阶段	• 第一阶段：规范化阶段（2017—2019）。2017—2019年，全面完成社区、机关、学校、医院、宾馆、饭店、景区（点）、商场、市场、企业、家庭等健康单元的规范化创建工作。 • 第二阶段：巩固提升阶段（2020—2022）。2020—2022年，在规范化创建的基础上，进一步修订完善健康单元标准，对健康城市细胞工程工作提出新的要求，全面提升工作质量。 • 第三阶段：创新特色阶段（2023—2025）。2023—2025年，在全面提升健康城市细胞工程质量的基础上，创新探索常态化机制，探索出特色细胞工程建设新做法，在适应和引领新常态中做出新作为。
六个重点	• 把健康融入居民医、食、住、行、动、学六大重点，打造健康珠海。
八项内容	• 实施"将健康融入所有政策"策略，以推进普及健康生活、优化健康服务、完善健康保障、建设健康环境、发展健康产业、培育健康人群、塑造健康文化、构建健康社会等八大领域，实施重点行动项目，促进人民健康与经济社会和生态文明协调发展。

图1　珠海市建设健康城市总体思路

（一）强化政府主导职能

牢固树立"全市一盘棋"思想，成立珠海市建设健康城市领导小组，将健康城市健康村镇建设纳入各区党政领导班子年度考核指标，将"实施'健康珠海2030规划'，加强重点人群健康服务"列入2019年市政府重点工作任务，进一步压实工作责任。

（二）建立健康工作体系

2016年底成立珠海市健康城市和家庭发展指导服务中心，在市疾病预防控制中心成立公共卫生与健康研究所，各区也相应成立了建设健康城市领导小组、设立办公室，有序推进健康城市建设工作。

（三）科学组织推进实施

开展健康城市指标体系调查项目，在全市范围内对世界卫生组织提出的健康城市指标系列进行基线调查。结合调查结果，挑选与珠海实际情况密切相关的指标，用以指导和评价珠海建设健康城市工作的成效，并在今后的工作中进行周期性效果评估，以达到持续改进目的。

(四) 健全工作联动机制

将健康城市建设主动贯穿于全市各项重点工作之中,将健康城市建设与文明城市复牌、国卫成果巩固相结合,将健康细胞工程列为市十件民生实事之一,纳入卫生村镇、全民健康促进行动示范项目、文明村居(单位)和慢性病示范区等建设之中,相互促进、相互推动。注重发挥民主党派、工商联、群团组织和社会组织的作用,凝聚更多力量共建健康城市。

(五) 提升培训工作能力

将健康城市健康村镇建设专题培训纳入珠海市干部教育培训班次年度计划,通过举办珠港澳健康城市论坛、开展健康细胞单元分类培训,邀请全国知名的专家学者来珠海授课,切实提高领导干部的健康城市建设理念和能力。

(六) 营造健康浓厚氛围

以公共媒体为主,新媒体为辅,在全市重点商圈、重要位置和主要公交线路上投放公益广告,扩大健康核心理念传播覆盖面。通过公立医院、公共卫生服务体系以及各类志愿者群体持续开展健康知识宣传服务活动,逐渐提高居民健康知识知晓率和健康行为形成率。

(七) 稳步推进细胞建设

采用"培育示范、以点带面、逐年扩大、全面达标"的方法,扎实开展健康城市细胞工程建设工作,对 11 类健康细胞单元实行星级评定及动态管理,实行"以奖代补"制度,对被评为三星至五星级的单位给予经费补助。

 四 建设成效

近十年的生动实践,珠海健康城市建设稳步推进,健康细胞建设正在这座城市的每一个角落展开。

(一) 健康生活广泛普及

开展健康生活方式倡导、健康教育和健康促进、全民健身促进、烟草危害控制和心理健康素质提升行动,健全健康教育体系,倡导个体健康责任理念,提高全民身体素质。目前全市社区体育公园数量已达 216 处,城市人均体育场地面积达 3 平方米,建设绿道 1 290 千米,有效形成"城乡居民 10 分钟体育健身圈"和遍布城区的健康步道,经常参加体育锻炼人口比例达 50%。

(二) 健康环境持续改善

开展蓝天碧海、饮用水安全保障和环境卫生优化行动,坚守"蓝天白云、绿水青山"。2018 年我市全年优良天数 325 天,质量达标率 89%,PM2.5 年均浓度同比下降 10%,空气质量保持在全国前列。全市生态建设和环境保护意识明显增强,多年来未发生突发环境事件,危险废物、辐射环境等总体安全可控。2016 年 6 月,珠海市创建全国生态文明示范市领导小组办公室喜获"中国生态文明奖——先进集体",成为广东省唯一获此殊荣的城市。

(三) 健康服务持续优化

开展医疗卫生能力整合提升、社区健康干预、疾病预防控制能力升级、中医药健康服务发展和健康智慧服务行动,全市有效形成"10 分钟医疗圈"和"10 分钟急救圈"。推进基本公共卫生计生服务均等化,实现人人享有基本医疗卫生服务,人均基本公共卫生服务经费从 2011 年的 25 元 / 人提高至 2018 年的 63.6 元 / 人,13 类基本和 6 类重大公共卫生服务项目已全部落实。

(四) 健康保障逐步完善

开展医药卫生体制创新、全民社会保障、全民医疗保障和药品供应保障行动,完善多层次全民医疗保障体系,全面推进医保支付方式改革,率先在全省实现全民医保待遇均等化。目前,城乡居民基本养老保险覆盖率 100%,基本医疗保险参保率 98%,城镇登记失业率 2.28%,缴费 1 年以上的参保人住院费用最高支付限额提高至 72 万元。

(五) 健康产业融合发展

开展健康产业培育扶持、健康管理机构培育和中医药文化产业培育行动,促进健康产业规模化、多样化、特色化发展。2018 年 7 月,投资约 18 亿元、建筑面积达 27.8 万平方米的珠海国际健康港在金湾区正式开港。珠海三角岛运动休闲码头一期工程等重大产业项目成功签约,签约产值达 25.8 亿元。2019 年 4 月,《横琴国际休闲旅游岛建设方案》获国务院正式批复,我市健康旅游休闲产业发展势头良好。

(六) 健康人群逐渐形成

开展母婴安康、学校健康促进、医养结合、残疾人康复服务和职工健康促进行动,重点对妇幼、老年人、残疾人、流动人口、低收入人群等人群实施有针对性的干预措施。2018 年,全市人均期望寿命达到 82.60 岁,超过全国、全省平均水平;2018 年,婴儿死亡率、5 岁以下儿童死亡率、孕产妇死亡率分别为 2.45‰、2.84‰、9.79/10 万,居民主要健康指标保持在一个较高的水平。

(七) 健康文化日趋浓郁

开展健康文化价值普及、医疗卫生人文构建和幸福家庭文化塑造行动,引导公众形成科学的健康价值观和健康消费观。将健康文化建设纳入城市文化建设体系,加快引导形成关注健康、追求健康的社会氛围。2018 年,我市开展群众健康文化活动 2 000 场次,建成"数字农家书屋"共 316 家,全市各村居综合文化中心和数字农家书屋覆盖率达 100%,形成主城区"10 分钟文体休闲生活圈"。

(八) 健康社会和谐发展

开展健康细胞工程创建、基本公共服务质量提升和公共安全保障行动,把健康作为经济社会政策的重要目标,落实"将健康融入所有政策"的理念。推动"平安珠海"创建,成为全国首个以镇街为单位每天发布综合平安状况量化指标的地级市。深入推进健康细胞工程创建,截至 2018 年底,全市建成区级健康细胞单元 2 305 个,市级健康细胞单元 221 个,达到三星级以上标准的健康细胞单元 51 个,被世界卫生组织健康城市合作中心命名的健康单位及健康社区 9 个(图 2)。

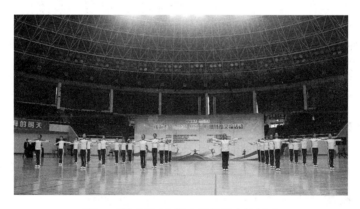

图 2　"健康镇(街)"广播体操交流活动

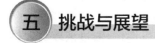　挑战与展望

当前,珠海城市发展进入湾区时代,《粤港澳大湾区发展规划纲要》提出

"塑造健康湾区"的战略目标,作为湾区城市中唯一的健康城市试点城市,珠海面临巨大的机遇与挑战。根据珠海健康城市建设规划目标,到2020年,珠海将实现人人享有基本医疗保障,人人享有基本养老保障,人人享有"10分钟医疗卫生服务圈",人人享有"10分钟体育健身圈",人人享有安全环境,人人享有安全食品,人人享有清洁空气,人人享有洁净饮水,建设健康城市各项指标处在全国前列,健康城市建设工作达到国内先进水平。

珠海市在建设世界级的粤港澳大湾区进程中率先创建健康城市,努力争创国家健康城市示范市,为城市发展的创造重要契机,同时也将让珠海乃至大湾区居民在健康获得感、幸福感、安全感上更加充实、更有保障、更可持续。

【专家点评】

广东省珠海市抓住粤港澳大湾区发展机遇,基于自身使命和定位,战略目光长远,对未来目标认识深入、把握精准。选取的案例既有硬件方面的提升(如空气质量、绿地绿道),也有软件方面的改善(如全民健身公共服务体系),兼具科学性、有效性、示范性和创新性。案例选取得当,分析到位,实事求是,因地施策,为全国其他城市树立了榜样。广东省珠海市的健康城市建设工作有珠海特点,体现了创新性和示范意义。

案例一　实施蓝天保卫战,持续改善空气质量

一、针对的问题

珠海曾以空气能够"罐装出口"而闻名,虽然近几年空气质量仍然保持较好水平,但随着城市的发展,人口、车辆、企业的增多,空气质量有所下滑。为了让"珠海蓝"重现天空,珠海举全市之力打响蓝天保卫战,全力抓好大气污染防治。

二、解决办法

(一)压减燃煤

严格控制煤炭消费总量,全面禁止禁燃区煤及煤制品生产、销售和燃用,对散煤的制作、销售和燃用进行集中整治。积极推进"煤改气"工程和城镇燃气管道建设,大力推进工业园集中加热。禁止新建燃煤锅炉,通过采取财政补贴等措施,推动全市陶瓷企业和35蒸吨以下燃煤锅炉实施"煤改气"工程,推

进 35 蒸吨以上燃煤锅炉启动超低排放改造工作。开展生物质锅炉专项整治，淘汰注销不符合特种设备管理要求的生物质锅炉。加快风能、太阳能等可再生能源的开发，建成中信环保生物质热电一期工程，着力提高清洁能源所占比重。

（二）治污减排

全面开展"散乱污"企业（场所）动态排查和综合整治。全面排查 4 个重点管控区域周边两千米范围内的涉气污染源。对敏感区涉气工业企业污染源开展全方位的突击检查、夜间检查和专项检查等。对钢铁、有色金属、陶瓷、砖瓦、石油化工等重点产业进行全面检查并完成核发排污许可证，督促钢铁、水泥、玻璃、化工等高污染行业企业依法持证、按证排污。开展油气回收综合整治，对 112 家加油站、8 家储油库、57 辆油罐车进行油气回收装置改造。

（三）控车减油

优化发展新能源交通，2018 年完成了 1 153 辆电动公交车的投放，目前珠海共有城市公交 2 498 台，万人拥有率 17.75 标台，全面实现了公交车 100% 新能源化、纯电动化。加强机动车排气污染防治，今年 7 月 1 日开始实行国 Ⅵ 排放规定；严厉查处柴油车排放超标行为，2018 年全市共查处排放超标 49 起，处理报废车 611 辆，淘汰黄标车 1 454 辆。开展非道路移动机械污染防治工作，对非道路移动机械的生产、销售环节加强监管，建成登记管理系统，划定高排放非道路移动机械禁用区域。对泥头车实行动态监管，全市共有 700 多辆泥头车接入市级 GPS 监管平台。

（四）清洁降尘

住房城乡建设、交通运输、自然资源、城市管理、水务、公路等部门联合开展施工扬尘污染整治，对全市 1 000 余个在建工地进行监督检查，加大对扬尘问题的查处力度，有效落实扬尘污染防治 6 个 100%。全市建筑施工围挡完成改造提升，文明施工水平整体提升。加强对运输砂石、渣土、土方和建筑垃圾的车辆的联合执法力度，全年共查处载物飘洒遗漏超过 1 000 起。推进泥头车密闭改造和更新，实行余泥渣土全密闭运输。全市投入 1.25 亿元，新增 419 台一体化洗扫车、喷雾压尘车等道路清扫设备，实现日均降尘 8 617 千米。2018 年珠海市降尘均值为 2.94 吨 / 平方千米·月。

三、取得成效

每一微克污染物浓度的改变，背后都是庞大的系统工程，经过全市上下的共同努力，珠海空气质量得到有效改善，连续多月跻身"全国空气质量十佳城市"榜单，昭示着"珠海蓝"生态金字招牌重新回归，褒奖着"蓝天保卫战"取得阶段性胜利。2018 年全年，珠海市空气质量综合指数同比改善 3.6%；优良天数共计 325 天（全年有效监测天数共 365 天），较 2017 年增加 3 天；空气质量达标率为 89.0%，未出现重度污染天气；PM2.5 年均浓度为 27 微克 / 立方米，同比改善 10.0%；空气质量保持在全国重点城市前列。

四、经验体会

坚决打好污染防治攻坚战是党的十九大提出的重大决策部署，是落实习近平总书记对广东提出的"四个走在全国前列"新要求的具体行动。走在前列，不仅仅是经济发达，生态环保也要交出高分答卷，国家如此，城市亦然。优美环境一直是珠海最闪亮的城市名片，在珠海的发展道路上始终显现着巨大价值，这是珠海必须保持的优势。大气污染防治在"保卫蓝天"的同时，也为珠海提供了一次推动"绿色发展"的良好契机，珠海将继续以改善环境空气质量为核心，全面实施大气污染防治攻坚"升级"工作，标本兼治、长短结合，坚决打赢蓝天保卫战，让珠海市民放心呼吸清新的空气，让幸福感、获得感触手可及（图 3）。

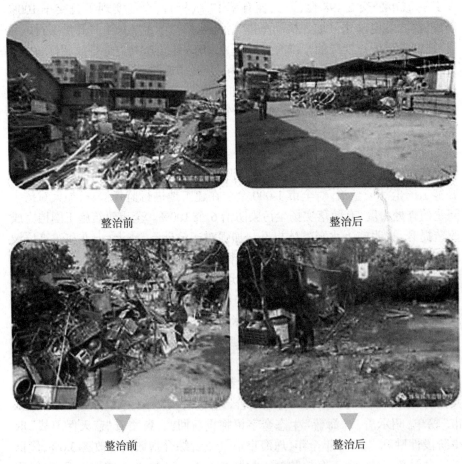

整治前　　　　　　　　　　　　　　整治后

整治前　　　　　　　　　　　　　　整治后

图 3　前山河流域"散乱污"综合整治

| 案例二 | 实施增绿提质工程，打造绿色宜居家园 |

一、针对的问题

珠海青山碧水，树木葱茏，一年四季芳草常绿，作为我国新型花园式海滨城市，珠海城市绿化建设却在早年间相对滞后，2010年珠海人均公园面积仅有13.67平方米，城市公园建设不平衡、园林建设水平较低等问题逐渐凸显。

二、解决办法

为实现"绿意珠海"，打造最佳宜居环境，近年来，珠海大力践行绿色发展，不断巩固和提高城市绿化水平。

（一）公园绿地修到市民家门前

把公园绿地建设作为打造"健康珠海"的重要抓手。投入数十亿元推进公园绿地建设，构建分布均衡、配套完善的城市公园体系，打造城市生态名片。珠海利用自身独有的水景、山景、石景等自然禀赋，新建了一批景观优美、配套齐全的城市公园，并利用城市边角闲置土地，建成了200多个社区公园绿地，配套建设了一批广受市民欢迎的健身运动设施，把公园绿地修建到了市民的家门前，成为健身、游憩的首选场所。其中，"香洲区社区体育公园"荣获2015年"中国人居环境范例奖"。同时，珠海市在公园绿地建设和养护中积极倡导节约理念，注重采用自动化微喷、滴灌以及收集雨水或利用中水等节水技术。目前，珠海所有综合公园和部分主题公园免费向市民开放，使广大市民充分享受到经济社会发展的绿色红利。随着城市的发展向东西部城区不断拓展，大门口湿地公园、横琴芒洲湿地公园、野狸岛公园、香山湖公园、海天驿站公园等综合性公园相继启动建设或改造提升，珠海公园绿地不断扩大。2016年1月，珠海市被评为广东省唯一的国家生态园林城市。

（二）打造富有特色的魅力绿道

如果说公园是一个点一个版块的话，珠海的绿道就犹如城市的"毛细血管"，将这些公园、景点串联起来，不仅增添了城乡景观、优化城乡生态环境，更为城市居民提供了生活的新动力。珠海绿道建设规划以"四纵、两横、二环、六岛"为总体框架布局，遵循"四三"原则，重点打造滨海都市型、田园郊野型、历史人文型、体育竞技型、海岛休闲型和工业生态型等特色鲜明的"六型"绿道。2010年8月，珠三角区域绿道1号、4号线珠海段全线贯通，2012年，珠海绿道建设获"中国人居环境范例奖"。珠海绿道现已成为我市环境宜居的重要组成内容和标志性建设成就（图4）。为进一步助推绿道升级，我

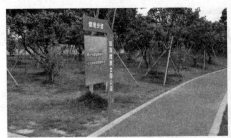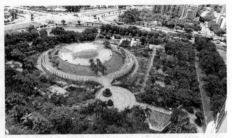

图4 珠海海滨绿道

市坚持"四结合四推进"的绿道建设思路,即结合社区体育公园、郊野公园、美丽乡村、生态景观林带和公共自行车系统建设,推进绿道"上山进社区";结合吸引社会资金参与,推进绿道"兴奋点"建设;结合制度化开展绿道主题活动,推进绿道"四大品牌"建设;结合规范化管理,推进绿道"建管护营"长效机制。

(三)道路景观注重绿与美结合

道路是城市绿化中重要的主体,也是特殊的"风景线",主要用花和色叶植物进行布置,让城市景观不再单一,形成空中彩带、生态花廊的景观效果。珠海市注重选择乡土植物,科学配置园林植物,打造绿与美相结合的城市道路景观。以情侣路、珠海大道等主干道为代表的道路绿化,形成中心城区"六纵五横"的主干绿化廊道,同时全面促进城市次干道及支路绿化的档次提升,形成完整的道路绿化网络。多方位拓展城市绿化空间,打造华发新城、格力海岸等一大批景观优良的住宅区绿化样板,建设度假村、大学园区、园林厂区等绿地率高、绿化效果突出的单位附属绿地;培育斗门莲洲花木基地、高栏港苗圃基地等大型苗木花卉龙头产业基地;对市区天桥、下穿隧道、立交桥等采取设置种植槽、挂花绿化等模式,形成多层面的绿化空间;开展绿色墙体绿化,通过设置"绿墙"屏障,有效整治和美化城市环境,进一步拓展了城市"绿量"。

三、取得成效

如今的珠海,满眼绿色,花团锦簇。公园里,植物多样,景致优美;林荫路上,景随路移,赏心悦目;天桥、下穿隧道、立交桥,生态景观各具特色;单位庭院、居民小区,立体绿化,见缝插绿。"园在城中,城在园中,城园相融"的公园网络已逐渐成型,2018年末城区公园绿地总面积5 532.15万平方米,建成公园绿地677处,其中社区公园575个。2018年城市人均公园绿地面积19.9平方米,建成区绿地率达47.76%,建成区绿化覆盖率达49.70%,各项指标位居广东省前列。从 2010 年开展绿道网建设以来,9 年间,珠海绿道从无到有,截至 2018 年底,珠海建成绿道 1 290 千米,配套建设各级驿站 58 个,串联公共目的地 100 个。

四、经验体会

绿色是珠海市城市环境的本色,是宜居宜业环境的基调。当前,珠海正在加快推进健康城市试点市建设,通过持续绿化美化,着力增绿提质,带动城市绿地建设、生态环境、市政建设、社会保障等各个方面全面显著提升,健康珠海、生态珠海、美丽珠海、智慧珠海、幸福珠海正在向既定目标迈进。

案例三　加强体育健身指导,提升全民健康水平

一、针对的问题

近年来,珠海一直致力于打造健康珠海全民健身公共服务体系和提升服务水平,全市基层体育健身设施基本达到全覆盖,人均体育场地面积达到 3 平方米,社区体育公园与绿道网构成绿色低碳立体全民健身场地网络,初步形成"10 分钟体育圈"。但随着生活水平和文化素质的提高,市民群众不再满足于一般简单的体育活动,更需要在丰富的锻炼项目中获取更充分更科学的健康指导,社会体育指导员在公益健身指导服务中也日益发挥着重要作用。由此可见,加强群众身边的体育健身指导,提升全民健身服务水平对于将全民健身国家策略落到实处尤为重要。

二、解决办法

(一) 实行体医结合,探索科学健身新思路新方法

积极把全民健身系统融入"健康珠海"建设体系,探索体医结合创新发展。在社会体育指导员培训中融入健康生活方式指导员培训内容,在原有培训基础上新增卫生健康项目的合理膳食、三减三健康、健康素养基本知识与技能以及运动相关紧急救护知识与技能等课程。培训班试行健身指导员和健康生活方式指导员合并培训发双证制度,有效提升持证社会体育指导员在工作中融入与健康生活方式有关的应急救护、科学健身指导、健康素养和健康传播能力,为推动珠海市全民健身与全民健康深度融合和对培训和储备相应的指导科学健身和健康人才队伍起到了积极的作用。

（二）加强技术交流，提高科学健身指导水平与质量

积极组织参加社会体育指导员展示大赛，让全市更多一线社会体育指导员广泛参与，以赛代练、以赛促技，为"健康珠海"提供更好的服务，同时增强社会体育指导员的荣誉感和凝聚力（图5）。鼓励本市社会体育指导员主动与各地区的优秀指导员进行经验交流与分享，举办市级体育社会组织培训会，通过经验分享、案例分析、理论讲解等多种形式，为今后各级体育社会组织更好地规范组织举办各类体育竞赛活动提供管理能力。

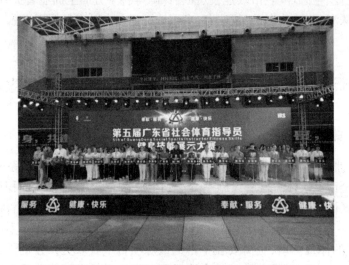

图5　第五届广东省社会体育指导员健身技能展示大赛

（三）开展志愿服务，丰富社区群众体育健身活动

大力弘扬"奉献、友爱、互助、进步"精神，以多种形式面向市民群众开展更多丰富多彩的全民健身志愿服务活动，进一步引导广大市民树立健康生活、科学健身的理念。以梅华街道社区体育指导员服务站为例，该站现有社会体育指导员509人，每千人拥有社会体育指导员3.4人，社区体育志愿服务网络健全，成立了梅华街道体育工作协调小组、梅华街道全民体育健身指导委员会和5个社区体育协会，每个社区均设有体育健身小组并配备1~2名体育专干和体育指导员。服务站已组建太极拳队、太极剑队、木兰拳队、木兰剑队、柔力球队、健身操队、门球队等20支体育队伍，拥有社会团体队员近3 000人（图6）。各体育队伍建有规范的定期活动制度，既有分散、又有集中，既可自由支配、又有集体活动，形成了"点""面"结合的管理模式。太极拳队、柔力球队等多次代表街道参加各类体育赛事活动并取得优异成绩，极大地鼓舞了群众健身的热情，受到辖区居民的广泛欢迎与好评。

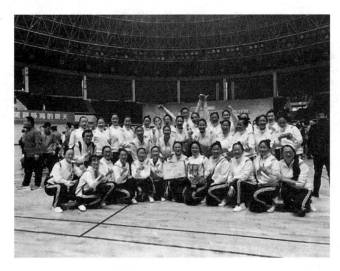

图 6 广播体操训练

三、取得成效

目前全市 24 个镇、街道均建有社会体育指导员服务站,其中 A 级站 3 个、B 级站 8 个,全市各级社会体育指导员已达 6 400 人(每万人 30 名),领先省每万人 25 名的指标。全年共培训二级社会体育指导员 140 名、三级社会体育指导员 800 名。与高校联合组建了专业化、常态化的国民体质监测队伍,新建金湾区国民体质测定和科学健身指导站,全市全年完成 7 800 人次的国民体质测定并开出运动处方,市民科学体育健身意识逐步增强,经常参加体育锻炼的人数明显增加。截至 2018 年底,我市体育锻炼人数达到 50%,市民体质健康合格率达到 97%。

四、经验体会

随着全民健身提升到国家战略的高度,市民体育健身意识和素养显著增强,体育健身成为市民生活方式的重要组成,社会体育指导员在传播健康生活理念、传授科学锻炼方法、传递健康向上的体育精神中也日益发挥着重要作用。下一步,珠海将继续加强社会体育指导员队伍建设,规范社会体育指导员队伍管理,切实发挥社会体育指导员的积极作用,不断推动全民健身活动广泛深入开展。

坚持以人民为中心
全面推动健康西城建设

 【概述】

　　北京市西城区于2003年即开始启动了"健康城区"建设项目，多年来，西城区委、区政府一直高度重视健康城区创建工作，给予资金与政策上的扶持，并组建了完善的健康城区建设组织领导机构，统筹协调各部门大力开展创建工作，促进爱国卫生工作与健康促进工作融合式发展。经过长期不懈的努力，西城区在城市环境建设、居民健康管理、疾病预防与控制、社会健康服务、健康教育等多个领域均取得了不菲的成绩，工作模式正在从以治病救人为中心向以健康管理为中心转变，西城区逐步摸索出一条围绕"健康西城"建设、适应西城区社会经济发展、促进全区人民健康水平发展的健康城区建设道路。西城区借助独特的资源优势，充分发挥党政机关、金融机构集中，优质医疗资源丰富，优质教育资源丰富等优势，不断优化健康促进举措，积极开展健康促进行动。同时，西城区始终高度重视生态环境建设，充分挖掘利用现有资源，依托现有绿地系统和公共空间，利用"开墙打洞"治理行动疏解腾退空间，建设"碧水绕古都、绿荫满西城"的生态环境；以健康社区、健康示范单位和健康家庭为重点，以"一个人、一个家庭、一个单位、一个社区"着手，积极开展各类健康细胞创建，全面实施健康促进场所建设。多年来，经过全区上下的通力合作，让"健康西城"建设水平显著提升，居民健康状况不断改善，生活环境更加宜居，健康环境不断多样化，健康养老事业更加优质，健身理念逐步深入人心。

 发展历程

　　北京市西城区于2003年即启动了"健康城区"建设项目，2007年12月，西城区被全国爱卫办确定为全国健康城市(区)建设先行试点,并在2016年11月召开的"全国健康城市健康村镇建设座谈会暨健康城市试点启动会"上,再次被确定为首批38个全国健康城市试点市区之一。近年来,我们深入学习贯彻习近平新时代特色社会主义思想,坚持以习近平总书记对北京重要讲话和指示精神为根本遵循,全区上下全面动员、广泛参与,创新机制、建立体系,以"首善标准"推进健康城区创建工作,在城市环境建设、居民健康管理、疾病预防与控制、社会健康服务、健康教育等多个领域均取得了不菲的成绩,逐步摸索出一条适应西城区社会经济发展,促进全区人民健康水平发展的健康城市建设道路(表1)。

表1　北京市西城区健康城区建设相关配套文件

序号	日期	机构	名称
1	2003.10	西城区爱国卫生运动委员会	西城区建设健康城市(区)试点工作计划
2	2008.09	西城区委办公室	中共北京市西城区委办公室　北京市西城区人民政府办公室关于印发《西城区开展建设健康城区试点工作方案》
3	2008.09	西城区爱国卫生运动委员会	北京市西城区健康城区项目指标评估指标
4	2008.09	西城区爱国卫生运动委员会	北京市西城区2008—2010年建设健康城区指标系列
5	2009.02	西城区爱国卫生运动委员会	北京市西城区2009年建设健康城区行动计划
6	2010.11	西城区健康促进工作委员会	关于成立"北京市西城区健康促进工作委员会"和调整"北京市西城区健康促进工作委员会成员单位主管领导"的通知
7	2010.11	西城区健康促进工作委员会	关于印发《西城区落实"健康北京人——全民健康促进十年行动规划"实施方案》的通知
8	2011.03	西城区爱国卫生运动委员会	西城区巩固国家卫生区十大行动方案
9	2011.05	西城区爱国卫生运动委员会	北京市西城区建设健康城区重点任务
10	2011.11	西城区健康促进工作委员会	北京市西城区慢性非传染性疾病防治工作规划(2011—2015年)
11	2011.06	西城区人民政府	关于印发北京市西城区全民健身实施计划(2011—2015年)的通知

续表

序号	日期	机构	名称
12	2015.05	西城区健康促进工作委员会	关于编写《西城区健康手册》的通知
13	2017.04	西城区卫生和计划生育委员会	北京市西城区卫生和计划生育委员会关于印发全民健康生活方式行动方案(2017—2020年)的通知
14	2017.05	西城区人民政府	健康西城品质提升行动计划(2017—2020年)
15	2017.07	西城区人民政府	北京市西城区关于开展全国健康促进区试点暨全国健康城区试点工作方案的通知
16	2019.01	西城区委、西城区人民政府	"健康西城2030"规划纲要

 ## 二　不同时期的健康挑战及应对策略

健康城区建设是一项复杂的社会系统工程,西城区在建设健康城区的过程中经历了几个阶段,逐步摸索出一套在公共卫生、城市管理、环境保护等多个领域行之有效的管理策略。

20世纪90年代,西城区的主要任务聚焦在基础设施建设和城市环境整治上。针对城市环境脏乱差等突出问题,西城区将"环境污染状况""城市垃圾无害化处理率""提升绿化率"等指标列为重点目标,下大力度开展环境整治工作,使城市环境得到了极大改善,获得了"国家卫生区"的荣誉称号。这一时期,西城区爱国卫生运动委员会办公室被调整至区市政市容委中,继续推进国家卫生区建设,加强环境整治,深入开展爱国卫生运动。

进入21世纪,随着人均期望寿命的不断提高,西城区先于国内其他城市进入老龄化社会,到2017年,65岁以上的老年人占到总人口比重的12.68%。各类慢性病已成为危害市民健康的主要因素,7种常见慢性病的患病总人数占常住人口的26.9%。针对以上情况,西城区将慢性病防治、完善公共卫生服务体系、开展健康教育作为健康城区建设的重点。这一时期,区爱卫办开始将推进全区健康促进水平作为主要工作任务。

十九大以来,"健康中国"被提升为国家战略,西城区紧跟时代步伐,从以治病救人为中心向以健康管理为中心转变,提出全面建设"健康西城"的新理念。区爱卫办被重新调整至区卫健委,加大健康促进力度,掀起爱国卫生新热潮,解决以往卫生部门只关注治疗、市政环卫部门只关注环境的问题,积极融合爱国卫生和健康促进两支队伍,多部门加强联合,在普及健康生活方式、优化健康服务、完善健康保障、建设健康环境等方面合作开展工作(图 1)。

| 20世纪90年代,以城市环境建设为主 | 进入21世纪,以慢性病防治、完善公共卫生服务体系为主 | 十九大以来,从以治病救人为中心向以健康管理为中心的转变 |

图 1　西城区健康城市建设策略

三 现阶段主要做法

(一) 践行红墙意识,强化组织领导

高度重视全国健康城区创建,着力推进区域治理体系和治理能力现代化,全面提升西城区的发展品质。从 2004 年开始,西城区即成立了以区委书记为组长,多部门为成员单位的健康城区试点创建领导小组,制定了分工详细、包含 50 余条二级指标、200 多条三级指标的《健康城区创建标准》,以建立完善的健康城区建设管理机制。2016 年后,我区确定了健康城区和健康促进区两区共创的总体目标,因此及时更新创建工作方案,并不断出台配套的健康政策规划,包括:《西城区全民健康生活方式行动方案(2017—2025 年)》《健康西城品质提升计划》《"健康西城 2030" 规划纲要》等,对往后十几年的工作任务进行了详细的部署。另外,健康城区建设被写入政府年度工作报告,各部门围绕 "大健康" 工作理念,也出台了包括《西城区全民健身实施计划(2016—2020年)》《推进阳光餐饮工程　打造明厨亮灶餐饮安全示范店(食堂)实施方案》等公共健康政策。

(二) 提升服务意识,群众医疗服务更加便捷完善

2016 年以来,西城区投入医疗卫生事业经费 41.6 亿元。全区有各级各类医疗卫生机构 656 家,其中三级医院 19 家。区属医疗机构全部实行药品流通 "两票制",各级各类医疗机构药品阳光采购累计订购金额达 100.82 亿元,二、三级医院 100% 病房开展优质护理服务,全区 21 家医院启动京津冀检验结果

互认。近年来,我们持续深化紧密型医联体改革创新,建立以家庭医生为核心的双向转诊模式,优先为有需求的十二类重点人群提供家庭医生签约服务,2017 年,西城区被评为年度全国公立医院综合改革真抓实干成效明显的地区,医改成效列全国第一。

(三) 强化城市功能,区域面貌明显改善

聚焦群众关切的空气、水、城市环境等领域,西城区在疏解整治促提升、背街小巷环境整治、街区整理等全区重心工作中,统筹谋划,加大整治力度,圆满完成了以"动批"为代表的 15 个区域性批发市场疏解,综合治理解决了一批城市环境难点问题,累计拆除违法建设 78.7 万平方米,治理"开墙打洞"6 240 处。截至 2018 年底,119 处占道经营得到全面整治。在留白增绿工程实施过程中,公园绿地总面积已达到 506.31 公顷。为实现全区无煤化目标,我区累计淘汰老旧机动车 6.9 万辆,严查严治餐饮油烟、扬尘等各类污染源。从 2000 年至今,我们持续每月举办城市清洁日活动,坚持开展清除残余卫生死角和蚊蝇孳生地、清运垃圾废弃物及宠物粪便、清整草坪绿地等活动。近 20 年中,年平均参加活动总人数达 7 万余人次,年平均清理垃圾 100 余吨,清理小广告 4 万余张。

(四) 开展各类健康促进行动,打造立体健康传播平台

与多部门及社会组织联合开展健康素养推广活动,围绕健康素养推广月、各类卫生日、健康中国行等活动,开展空巢老人心理健康疏解、结核病宣传、宫颈癌预防、冠心病预防与治疗、高血压与糖尿病等特色健康宣传。西城区在社区及各级医疗机构大力开展健康大课堂活动,2015—2018 年共举办健康大课堂 9 268 场,受众 541 097 人次。在健康课堂活动中,我们结合重点宣传主题制作折页、海报等各类宣传材料并发放到各类工作场所、医院、学校、社区居民手中。2015—2018 年共制作各种宣传材料 100 余种、728 913 份。自创的区级刊物《健康漫谈》,已印制 20 期,发放 20 余万册。西城区开设了"健康西城""西城疾控"等微信公众号和"西城健康教育"官方微博,并与各医疗机构形成微博微信矩阵,形成共振,扩大了健康知识的传播范围。

(五) 倡导健康生活,强化全民健身

坚持以提高居民健康素养为主线,西城区积极开展各类群众性健康促进活动,真正让健康建设服务于民,增强群众的获得感(图 2)。比如,我们创新推进"医体结合"的实验与实施,发挥全民健身在健康促进、慢性病预防和康复等方面的积极作用;完善全民健身公共服务体系,广泛开展"万步有约"健

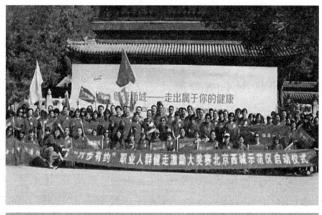

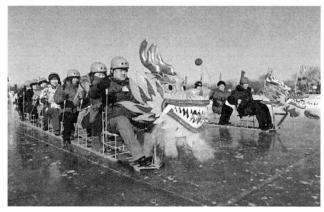

图2　积极开展各类体育活动

走等全民健身活动;结合西城区"疏整促",通过改造老旧厂房、仓库、商业设施、零散用地,整合土地和设施空间资源,新建5个笼式足球场、篮球场地,新建乒乓球长廊、门球场地、棋苑等十余处;精心打造一批各具特色的体育场馆,建成"一刻钟社区服务圈"和"10分钟体育健身圈",开展经常性群众体育健身活动和品牌赛事;整合什刹海、北海、陶然亭等传统冰雪资源,大力开展全民健身冰雪运动,打造"北京什刹海冰雪文化体育节"等西城特色品牌节事活动,扩大冰雪运动的社会基础;大力开展无烟环境建设,提高全民健康意识;在辖区小学3~6年级学生中树立健康少年典型,通过"小手拉大手",养成健康的生活方式和习惯;区爱卫会联合区工商局、区烟草专卖局开展学校周边100米范围内烟草销售商清零活动,已基本清除了全部烟草销售商。

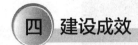

四　建设成效

（一）居民健康状况不断改善

2018 年,我区人均预期寿命达到 84.26 岁,比同期全市平均水平高出 2.06 岁。婴儿死亡率从 2010 年的 3.50‰下降到 2018 年的 1.72‰,孕产妇死亡率从 2010 年的 11.30/10 万下降到 2018 年的 7.81/10 万人,5 岁以下儿童死亡率从 2010 年的 4.52‰下降到 2018 年的 2.19‰,健康素养水平从 2015 年的 33.4%提升至 2018 年的 36.6%(表 2)。西城区居民健康状况优于全市平均水平,已经达到或超过世界发达国家和地区的水平。

表 2　居民健康状况不断改善

年度	孕产妇死亡率 /(1/10 万)	新生儿死亡率 /‰	婴儿死亡率 /‰	5 岁以下儿童死亡率 /‰	人均期望寿命 / 岁	健康素养水平 /%
2010 年	11.30	–	3.50	4.52	83.11	–
2011 年	19.97	1.80	2.70	3.00	82.92	–
2012 年	16.24	1.62	2.52	2.76	82.99	–
2013 年	16.44	1.97	3.21	3.78	83.19	–
2014 年	0	1.90	3.09	3.65	84.26	–
2015 年	7.25	1.52	2.46	3.04	84.28	33.4
2016 年	6.60	1.12	1.85	2.31	84.28	–
2017 年	0	1.20	1.68	2.11	84.31	–
2018 年	7.81	0.86	1.72	2.19	84.26	36.6

（二）居民生活环境更加宜居

在全市率先提出并建成滨水绿道 9.3 千米,建成广阳谷等城市森林 6 处、京韵园等城市街心微公园 16 个、口袋公园 67 处,累计新增城市绿地 37.2 公顷、屋顶绿化 2.27 万平方米、垂直绿化 2 684 米,公园绿地 500 米服务半径覆盖率达到 96.36%。建成街区特色博物馆 5 个、书香驿站 23 个、园林驿站 21 处,区域环境质量持续改善(图 3)。2018 年,全区 PM2.5 平均浓度为 51 微克 / 立方米,全区 152 个排河口均无排污现象。全区生活垃圾无害化处理率 100%,生活污

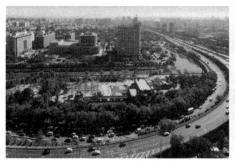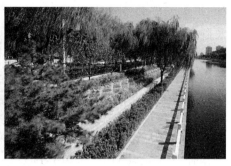

图 3　居民生活环境更加宜居

水集中处理率 100%,生活饮用水水质合格率 100%。

(三) 构建全方位健康支持环境

截至 2018 年底,西城区共有 824 户家庭被评为健康家庭,创建健康社区 218 家、健康示范单位 48 家、健康促进医院 36 家、健康食堂 28 个、健康餐厅 18 个;共建成 3 个健康主题公园、19 条健康步道、16 个健康小屋;目前有 99 家健康促进学校,健康促进学校达标率为 100%,健康促进场所更加多元全面。打造“阳光餐饮”工程示范街区 12 条。全区 2 975 家餐饮单位、751 家网络订餐店铺实施了“阳光餐饮”工程建设,全区学生及托幼机构食堂、养老机构食堂、老字号餐饮单位建设率 100%,覆盖率全市领先。

(四) 健康养老事业更加优质

进一步构建完善社会养老服务体系,先后新建、改建、扩建 28 个养老照料中心,全区养老机构达到 44 家(其中区级 4 家,街道 40 家),拥有养老床位 4 118 张,每千人老年人拥有养老床位数 11 张。建成社区养老服务驿站 49 家,开业运营 36 家。西城区是北京市最早全面推行医养结合工作的城区之一,拥有老年病医院 2 家,在宣武中医院、护国寺中医院等三级中医医院设立老年病科,开设老年专病门诊;全区 15 家社区卫生服务中心、82 个社区卫生服务站均开展老年健康管理工作;辖区复兴医院、德胜社区卫生服务中心为北京市首批“临终关怀”试点机构。我区还在全区推广探索社区空巢老年人心理健康促进服务,两年来共开展活动 632 次,参与人数 2 万多人,志愿者为全区空巢和失能老人提供一对一上门服务,受到老年人群众欢迎(图 4)。

(五) 健身理念深入人心

目前西城区已发展健身操、太极拳、八段锦、乒乓球等 1 272 个群众健身团体,汇集了更多爱好健身的团体及群众。全区已有社会体育指导员 4 639 人,全区经常参加体育锻炼人口达到 60 万人。新建健身步道 5 千米以上,建设全民健身路径 760 处,实现街道社区全覆盖。西城区全部社区创建为北京市体育生活化社区。2018 年

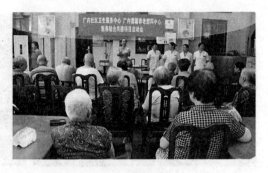

图 4　社区开展医养结合工作

北京西城全民健身徒步大会(体育节闭幕式)在北海公园圆满举办,活动以线上和线下形式开展,线下活动参与人数达到 1 000 多人,其中包括 20 名区领导;线上活动人数达到 13 万余人,其中参与人数 3 万多人,围观人数 10 余万人。

五　挑战与展望

建设健康城区是一项关乎群众切身利益、关乎区域长远发展、关乎保障首都职能的重要工程。通过多年的努力,西城区虽然取得了一定成绩,但对照群众期盼,对照上级要求,对照"首善标准",还存在一些不足和差距。

一是部门协作还有待进一步加强。建设健康城区,内容繁杂、涉及面广泛,在政府主导这个重要前提上,需要诸多部门的共同努力,密切协作。由于缺乏对"健康西城"理念的宏观认识,一些部门不能准确地把本部门职责与建设健康城区工作统一起来,责任意识不强,一定程度上削弱了整体推进工作的力量。

二是社会各界广泛参与的网络体系仍需不断完善。开展健康城区建设是一项政府主导、全社会参与的系统群众工程,必须有广大居民群众的积极参与和支持。目前,群众的关注度和主动参与的热情还不够,社会参与的网络体系还没有真正建立起来,认为健康城区建设与自己无关或关系不大的思想在一定人群中还依然存在,广大群众还没有把自身健康与健康城区建设联系起来。

下一步,西城区将深入学习贯彻习近平总书记关于保障人民健康的重要论述精神,在实践中不断提高思想认识,完善工作机制,总结经验规律。一是强化统筹规划,根据本区建设"健康西城"的行动计划和总体要求,进一步发挥政府在健康城区建设中的规划引导和统筹协调作用。二是强化监督考核,细化任务指标和实施责任,结合具体项目制定监督办法和考核标准,通过科学性、有针对性的绩效考核,确保各项工作有序推进落到实处。三是强化协同参与,通过建立高效的工作制度和机制,提高各部门的工作配合默契度,积极培

育、引导和发动社会力量，努力形成各方共建健康城区、共享发展成果的工作合力，以全面提升居民健康素养水平为目标，努力推动"健康西城"建设迈向新的台阶，为全面实现"健康北京""健康中国"作出积极贡献。

【专家点评】

北京市西城区健康城区建设分为三个阶段，每个阶段的问题和工作重点清晰、明确、有递进性，体现了西城区在不同发展阶段健康城区建设的工作思路。现阶段重点工作成效显著，同时也提出了未来发展思路。文章选取了一些典型案例，较好地展现了西城区的工作实践，其中减盐行动、书香驿站尤其贴近民生，深入生活，很接地气，体现了健康城市建设工作服务于民的初衷。北京市西城区的健康城市建设工作具有一定典型性、创新性和示范性。

案例一　　牵手企业　减盐利民

一、背景

食盐的摄入量关系每个人的健康。随着生活节奏的加快和餐饮企业的不断发展，越来越多的人选择外出就餐或外卖服务。由于盐勺不掌握在自己的手中，就餐者想要减盐就只能在点餐时强调少放盐，而目前餐饮企业和市场上的低盐食品缺乏，中低档餐厅的食盐用量更高。如果从餐饮企业入手，减少食盐用量，不仅能够满足低盐就餐者的需求，还可以营造良好的减盐氛围，强化减盐意识，促进所有就餐者加入减盐行动。

二、组织实施

西城区卫健委自 2013 年开始，联合北京华天饮食集团公司，在全市庆丰包子铺先后陆续推出 2 款减盐包子，每月平均惠及 80 万人，减盐 90 000 克（180 斤）左右。调查显示，通过项目实施，80.4% 的就餐者愿意购买企业提供的低盐食品，有口味相似的高盐和低盐包子时，有将近 80.9% 的就餐者会选择低盐包子，两款减盐包子销售量有逐月增加的趋势（图 5）。

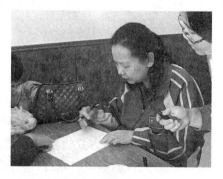

图 5　采集就餐者数据

随后,为扩大减盐行动影响力,西城区卫健委联系北京电视台、西城报、健康报等多家媒体,通过多种渠道进行减盐行动宣传推广工作。在成功推出减盐包子的基础上,华天饮食集团依托品牌优势和网点规模,在卫生部门专家的技术指导下,强化员工合理膳食知识培训,积极动员和部署所属老字号餐饮企业有效开展低盐、低油、低糖的"三低"活动,所属鸿宾楼、烤肉宛等20多家京城老字号名店,联手推出50道"减盐减糖"菜肴。其中,烤肉季的"国家级非物质文化遗产"的镇店名菜"烤羊肉"、砂锅居的经典菜肴"爆三样"的减盐量达到了15%,老字号合义斋汉民小吃店的传统小吃糖火烧、豆沙酥的减糖量也达到了15%。这些减盐减糖菜品和绿色食品均受到顾客广泛欢迎。

三、建设成效

在餐饮企业成功参与减盐行动的基础上,西城区卫健委又与西城区饮食行业协会携手合作,通过饮食行业协会工作网络及平台,在全区范围内开展全民健康生活方式行动百家餐厅示范创建工作,为就餐者提供健康支持环境,提供低油、低盐、低糖的"三低"健康菜品,目前已有15家餐厅、20家机关单位食堂获得了健康示范称号,在全民健康生活方式行动中体现了餐饮行业的社会责任。

四、心得体会

随着不合理膳食导致的慢性病高发,健康饮食的观念将逐渐深入人心,餐饮企业会逐渐适应时代潮流,关注就餐者的健康。在这个过程中,一方面需要政府营造健康的社会氛围,让居民关注健康;另一方面需要专业机构为餐饮企业提供健康的饮食知识,让健康饮食能够实现预防和控制慢性病的作用。

案例二　　快乐运动　家校共促学生健康

一、背景

儿童青少年时期是人体身心健康和综合素质发展的关键时期。随着社会经济的迅猛发展,生活方式和价值观念的转变,肥胖和血压偏高在我区中小学生间出现高发的态势,严重影响了他们的身心健康。与此同时,引起肥胖和血压偏高的相关生活方式将延续到其成年期,慢性疾病也会持续发生。膳食结构和数量不合理、静坐时间过长、体力活动不足等是导致目前学生超重和肥胖的主要原因。所以在儿童青少年时期,培养他们养成健康饮食和运动习惯,预防肥胖和血压偏高的发生,将使其终身受益。

家庭和学校是中小学生的主要生活和学习的环境,因此,西城区科技和信息化委员会、西城区教育工作委员会和西城区疾病预防控制中心开展专项工作,从合理膳食和科学运动行为入手,建立学生‐学校‐家庭互动式健康教育和健康促进模式,以慢性疾病健康管理为主,采取多种干预措施,个体干预与群体干预相结合,预防中小学生肥胖及血压偏高的发生。

二、组织实施

1. 项目选取了 4 所学校进行,并对学校开展了调查工作。基线调查学生 2 144 名,家长 2 211 名,教师 120 名;终期调查学生 1 954 名,家长 1 919 名,教师 133 名。干预前后体检学生人数分别为 3 922 人和 3 968 人。

2. 在项目实施过程中,制定了《西城区儿童慢性疾病早期干预项目》方案,主要从合理膳食和科学运动、个体干预与群体干预结合入手,加强学生自我健康管理,指导家长改善学生不良饮食行为,帮助学校利用课外活动 1 小时组织学生进行科学、有效的体育锻炼,预防学生肥胖的发生。开发学校家长,启动运动干预,发挥家庭的指导作用。在本项目实施过程中引入积分奖励机制,鼓励学生和家长保质保量落实每项干预措施。让学生动起来,激发运动兴趣。引进现代体能训练方法,开发《小学生减肥班训练方案》《趣味运动会比赛方案》《暑期小学生增肌减脂健康形体塑造训练营方案》,重点用于提高肥胖学生健康水平和身体素质,达到增肌减脂、增强自信心的目的,同时调动家长与学生共同运动锻炼,促进学生养成运动习惯,并掌握合适的运动形式。运动融入教学,成为生活习惯。为了巩固"暑期儿童青少年健康形体塑造训练营"成果,将学生形体塑造培训班与学校"城宫计划"相融合,纳入学校日常教学中。同时制作了健康管理宣传册及《别让肥胖毁了你的一生》《吃动两平衡》两个科普视频,用于向学生、教师、家长普及慢性病危害,指导养成健康饮食和运动习惯(图 6)。

3.《学生健康档案》用于学校定期监测学生身高、体重、血压、腰围、体脂等项目,记录学生身体相关指标的变化情况,指导学生养成健康饮食和运动行为。同时,将体检结果反馈至家长,由家长监督学生在家的饮食和运动行为。《28 天健康行动》用于个体干预学生假期健康自我管理。《我的健康饮食日记》教育学生掌握健康自我评价方法。

4. 亲子携手同行,家校共促健康。为增加家庭在孩子减肥过程中的参与性,展示学生训练成效,在项目学校举办了亲子趣味运动会。

5. 经过对肥胖学生个体干预后,体检结果指标变化情况显示,123 名学生中,BMI 营养评价有 2 名(1.6%)从肥胖变为正常,28 名(22.8%)从肥胖变为超重,

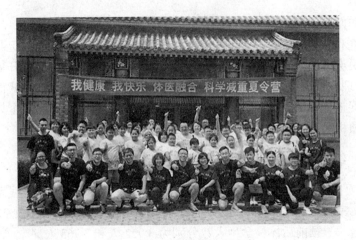

图 6　学校举办健康相关活动

93 名(75.6%)仍为肥胖。平均收缩压由 108.9mmHg 降到 105.4mmHg,平均舒张压由 66.1mmHg 降到 63.7mmHg,体脂成分由 37.8% 降到 34.6%。群体干预后,体检结果指标变化情况为,干预学校中,干预前肥胖检出率为 12.9%(男生 15.6%,女生 9.8%);干预后肥胖检出率为 12.0%(男生 14.6%,女生 9.1%);干预学校肥胖检出率降低了 0.9%。对照学校中,干预前肥胖检出率为 14.5%(男生 18.6%,女生 9.8%);干预后肥胖检出率为 15.4%(男生 19.9%,女生 10.1%);对照学校肥胖检出率升高了 0.9%。

6. 学生基线和终期问卷调查结果显示,干预学校体重指数计算方法正确率提高,由 23.8% 上升到 37.2%;对照学校由 26.3% 下降到 18.7%。干预学校晚餐优先吃蔬菜报告率从 38.9% 上升至 40.4%,对照学校报告率未变。看电视不吃零食报告率,干预学校上升 0.8%,对照学校下降 1.0%。每天锻炼一小时以上以及进行中等强度体育锻炼(每周至少 3 天)的报告率,干预学校分别上升 9.5%、16.6%,对照学校分别上升 4.1%、8.9%。家长基线和终期问卷调查结果显示,干预前家长对每日油、盐摄入量标准值知晓率为(35.6%,51.3%),以及体重指数计算方法正确率为 33.7%,干预学校低于或持平于对照学校(37.3%,51.0%,34.0%),干预后,干预学校各项指标均有上升,分别为(38.9%,54%,47.2%),且均高于对照学校(38.6%,52.0%,37.4%)。每周至少有 3 天锻炼一小时以上的报告率,干预学校由 30.4% 上升至 40.6%,上升了 10.2%,对照学校由 28.0% 上升至 34.2%,上升了 6.2%。

三、效果分析

根据该项目研究成果,将继续在西城区其他小学或中学进行项目试点,并继续开展相关研究,推动该项目持续进行。将学生-学校-家庭互动式健康教育和健康促进模式融入学校慢性病管理常规工作中,帮助学校完善慢性病管理方法。定期对学校校医、体育教师进行培训,提升该项目推进过程中的师资力量。完善制作健康管理相关资料,在全区中小学校进行推广。继续开展学生营养膳食、运动负荷等相关内容调查和干预课题研究。

四、项目实施心得体会

维护学生健康,需要卫生、教育、体育等多部门联手合作,形成学生-家庭-学校共同防控模式。重点在于学校、家庭健康环境的营造,调动家长的积极性,达到家长和孩子共同养成健康行为的目的,培养孩子是自己健康第一责任人的意识。借助体育、营养、宣传、信息化等多种干预方法及途径,增加趣味性、参与性、便利性,从而形成适用于学生的干预措施。干预过程中,要重视孩子的心理状态,消除不良影响,增强信心。采用正向激励机制,规避负向心理。

案例三　　建设生态西城　北京二环"看海"

一、背景

西城区位于北京首都核心区,总面积小、人口密度高、绿化率低、水资源严重匮乏、水体污染严重,这些"大城市病"曾经是制约西城快速发展的突出矛盾和困难。如何改善群众"家门口"的环境一直是摆在西城区政府面前的一个"老大难"问题。

以西海湿地为例,其最早是古永定河下游的一处面积广大的河湖湿地。但是经过城市多年的发展,湿地面积不断缩小,植被覆盖也越来越少,2018年公园修建前,西海周边由于过度商业开发,酒吧餐饮鳞次栉比,金帆俱乐部等酒吧饭店搭建的7处违章建筑将"看海"的出路彻底堵死,各类生活用水被毫不顾忌地直排到湖中,造成西海水质受到严重影响,湖水发绿发臭,直接影响了周边居民的正常生活。

二、项目实施

"西城区不缺高楼不缺文物,就缺少绿色。在老城区,要想有绿,必先腾地儿",十三五规划中明确将"生态西城"建设作为重点任务。西城大力实施"出门见绿、垂直挂绿、点缀添绿、见缝插绿、拆违增绿"的五绿工程。将疏解非首都功能与公园建设相结合,将腾退土地更多地向公园绿地建设倾斜。110多条街巷胡同和 10 多个老旧小区在拆除违法建筑后,进行了升级改造和绿化景观提升工程,腾出的空地被转变为微绿地。一些拆迁后剩余的较大规模土地则被改造成口袋公园。

区园林绿化局联合城管、工商等多部门对西海的环湖步道进行了疏通,拆除阻碍道路的房屋、围墙等设施,还湖、还路于民。经过 5 个多月的建设,西城区恢复了西海历史上的湿地景观风貌和本地区丰富的物种多样性,重新构建起城市湿地的生态系统。此前占据西海湖边的 3 处堵点——碧荷轩、西海鱼生和山海楼已经被一一打通,"碧荷轩"饭店被改造为一处观景凉亭,西海鱼生则被彻底关闭,拆除违章建筑近 2 000 平方米,打造了 1 450 米长的环湖步道。为恢复湿地生态,公园共营造了约 2 万平方米的水生种植区,增新了 500平方米的野鸭岛,绿化种植面积达 3.5 公顷,新增水生植物共计 50 余种,形成了绿荫满满的湿地景观(图 7)。

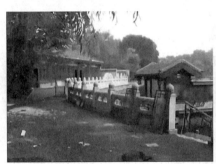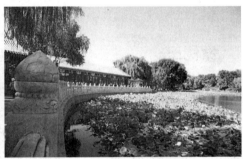

图 7　西海湿地公园改造前与改造后

三、建设成效

经过多年的建设,至 2018 年底,西城区共新增城市绿地 37.2 公顷。除西海湿地公园外,还建成了广阳谷城市森林公园、广宁公园等城市森林公园6 处,口袋公园 67 处,微绿地 140 处。屋顶绿化每年增加 1 万平方米,垂直绿化每年增加 2 千余延米。"碧水绕古都、绿荫满西城"的生态格局正逐步建成。

四、心得体会

因地制宜的"留白增绿",我们紧抓"疏整促"和街区整理的有利契机,统筹零碎地块、边角地和拆违空地,以文保区、平房区为重点,采取"小规模渐进式的有机更新"方式拓展绿地。利用辖区内建筑物体量多的优势,积极推广建筑物、屋顶、墙体立面绿化,在街巷胡同摆放种植箱及立体花钵,栽植园林植物及居民喜爱的瓜果蔬菜,提高城市"三维"绿量(图8)。

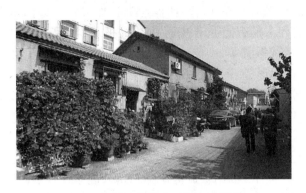

图8　胡同绿化提升　杨梅竹斜街

案例四　引入社会力量参与　打造社区居民的第二个家

一、背景

随着城市的快速发展,人与人的距离变得越来越远,社区居民之间也越来越陌生,甚至是冷漠。住在同一个小区多年,你可能连邻居长什么样都不知道,在这样的环境中生活的人,尤其是老人和小孩,会产生强烈的孤独感和孤立感。

二、组织实施

针对这个情况,在多方努力下,由西城区政府提供资金和场地支持,区文明办进行业务指导,区妇联、区总工会、区卫健委、区民政局、街道办事处等多个单位参与,由民间公益组织运营的全新社区复合体——书香驿站被建立起来。它旨在为社区居民打造一个精神文化家园和生活品质提升的自助空间,打造社区居民的第二个家,让人们工作和生活中的压力得到正向的宣泄,缓解老年人的孤独感,让孩子们能够和小伙伴一起玩耍。

有别于传统的居委会社区服务工作,书香驿站做到了以下几点:①常态化服务,居委会的上班时间是朝九晚五,和大多数居民的上班时间一致,但是驿站可以做到早九点到晚九点开门运营,并全部实行365天无休;②志愿服务,驿站的运营是以志愿服务为主,志愿者大部分来自社区本身,志愿者中既有头发花白的老者,也有在校大学生,在驿站里没有高高在上的领导,大家都是平等的,本着自身的热情自发地为社区服务;③个性化课程,志愿者来自社区,能够根据邻里需求定制精准的课程,课程老师也来自社区,他们知道街坊爱听什么,例如针对老年人的智能手机讲座、书法讲座,针对年轻人的心理健康课程,针对孩子的学龄前教育等,一位外交部退休的老外交官就能用风趣的语言给大家分析当前国际形势,还能把听众听得乐不可支,寓教于乐。驿站因此收获了人心,政府部门的家庭工作也能够以驿站作为载体真正落户到居民家庭中,成为居委会工作的有益补充。

作为健康进社区的试点,区卫健委借助已成熟的书香驿站服务平台,进行深度探索,打造"健康驿站",使书香驿站又多了一层意义,也进一步扩大健康教育在社区的影响力。利用社区健康驿站这一健康宣教平台,一方面利用社区志愿服务的形式锻炼了基层健教队伍,另一方面将公共卫生、慢性病防治、中医养生等领域的知识精准对接到社区居民,满足了不同年龄、不同职业的各类人群的个性化需求,让更多居民不出社区就享受到健康文化便利。

三、建设成效

2015 年初,在新街口街道玉桃园社区设立的第一个书香 / 健康驿站仅是两个集装箱大小的活动板房,驿站中的图书、书架和家具全部来自社会各界包括本小区居民的捐赠。但是经过 4 年的发展,现在西城区的书香驿站已经推广到 6 个街道,拥有 23 个站点,招募了上百名志愿者。驿站本身也发展成为集图书漂流、情感交流、党建服务、学雷锋、儿童乐园、志愿服务、健康促进以及居民议事于一体的社区交流纽带,社区的温度从这里蔓延(图 9)。

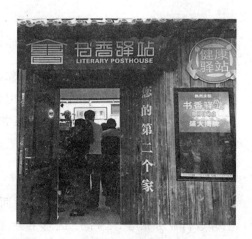

图 9　健康驿站

四、心得体会

在引入社会力量参与健康城市建设的过程中,我们一直坚持确定方向,鼓励发展,提供支持,为社会力量的投入铺好路子,培育一批像"书香驿站"一样好的项目,来推动健康产业的发展。充分利用 PPP 模式,以政府购买服务的方式呵护项目的发展,真正让这些项目能够办得好、留得住、在西城落地生根。

传承创新　融合发展
打造健康嘉定生动实践

 【概述】

　　上海市嘉定区健康城市建设自 1994 年起步,历经试点探索、全面推进和深化拓展三个阶段,围绕健康环境、健康社会、健康服务、健康人群、健康文化、健康产业等六大方面,统筹推进健康城市建设。嘉定区始终树立健康优先发展理念,突出政府主导作用,建立部门协作机制,同时注重科学指导和评估,强化广泛宣传和动员。目前,辖区居民主要健康指标已处于发达国家和地区水平,健康城市建设各项主要指标不断优化,在健康领域获得了多项国家级荣誉。嘉定不断探索,也积累了一些建设经验,如开展市民健康自我管理;完善集约化医疗运行机制,推进优质医疗资源共享;打造智慧社区健康管理服务平台,探索家庭医生服务新模式;深度融合全民健身和全民健康;链接社会资源,激发精神卫生服务新活力等,形成了多个健康城市建设典型案例。

一　发展历程

　　上海市嘉定区健康城市建设主要经历了三个阶段,即从 20 世纪 90 年代开始的项目试点探索阶段;21 世纪前十年的全面推进阶段;2012 年至今的深化拓展阶段。

(一) 试点探索阶段(1994—2000 年)

　　1994 年 4 月,嘉定区人民政府召开"推进健康城市建设动员大会",正式启动"健康城市"建设。同年,嘉定区作为中国与世界卫生组织西太区健康城镇——"农村向城市化发展的新城区"的第一批项目合作城市(区),在全国范围内率先开展健康城市建设项目。此后,嘉定区一方面学习国际经验,一方面立足地方实际,通过理论研究和实践探索,积极推进健康城市建设。在这一阶段,嘉定区初步建立了一套健康城市建设的良好运行机制(主要见表1),为今后健康城市建设凝聚共识和持续推进打下了扎实基础。

表1 嘉定区健康城市建设试点探索阶段的主要运行机制

运行机制	主要内容
组织架构	项目技术研究小组(下设城市总体规划、环境保护、基础设施、卫生防病、卫生管理等5个专题小组)
编制规划	《嘉定区健康城区"九五"发展计划及2010规划》
树立理念	健康环境、健康人群、健康社会
开展考核	涵盖市容环境、环境保护、卫生防病、健康教育、卫生服务、健康水平等6个方面34项指标

(二) 全面推进阶段(2001—2011年)

进入新世纪后,为进一步统筹推进健康城市建设,嘉定区于2001年在全国率先成立健康促进委员会,并在此基础上建立了嘉定区建设健康城区技术指导组,建立和完善了联席会议制度,明确相关部门职责。2003年起,根据健康上海战略部署,嘉定区围绕市级要求,结合区域发展特征,滚动实施健康城区三年行动计划。每一轮行动计划立足市民健康需求和健康问题,明确优先任务,制定阶段目标,渐进式、稳步式开展健康城区建设工作。

(三) 深化拓展阶段(2012年—至今)

自2012年开始,采取项目化方式深入推进健康城市建设工作。期间,相继开展"五个人人"和"六项市民行动",将健康理念融入社会发展各个领域。2017年,嘉定区启动全国首批健康城市试点建设,相继召开全国健康城市试点建设启动会和嘉定区卫生与健康大会,围绕"健康环境、健康社会、健康服务、健康人群、健康文化、健康产业"六大健康工程开展健康城市重点行动,助推健康城市建设有效落地。

 不同时期的健康挑战及应对策略

根据健康城市不同阶段的主要健康问题和区域社会发展情况,以问题为导向,制定各种应对策略,具体情况如表2所示。

表 2　嘉定区不同时期健康挑战及应对策略

时期	主要健康挑战	策略或措施
早期	城乡卫生环境差(特别是农村地区)、农村地区居民健康水平尤其是健康素养相对较薄弱	• 以创建"国家卫生区""环境保护与建设行动计划"等为载体,积极推进城市生态环境保护与建设,全面推进社会健康、环境健康、人群健康协调持续地发展 • 以公共卫生体系建设为契机,加大医疗卫生设施建设和疾病控制经费的投入,形成了社区卫生服务网络体系,多层次、全方位、广覆盖开展健康服务
"十一五"	慢性病问题凸显	• 启动市民健康自我管理小组 • 按照"六位一体"的要求,全面实施社区卫生服务 • 以"无烟世博"为契机,推进"无烟嘉定"建设 • 启动健康城区"五个人人"行动*
"十二五"	健康环境需求日益提高	• 建立和完善与社会经济发展相适应的"政府主导、部门合作、社会动员、市民参与"建设健康城区工作机制和体系 • 强化社会动员,充分集聚部门合力,形成"整合资源,协作推进"的工作模式
	医疗资源洼地	• 实施"百个公园、千块绿地、万亩林地"工程 • 引进 2 家三级医院并投入使用(2012 年,瑞金医院北院运行;2015 年,东方肝胆外科医院安亭新院运行) • 建设全市首家区级胸痛中心(2016 年) • 区级医院新建、迁建、扩建 • 国家肝癌科学中心、瑞金医院肿瘤(质子)中心
"十三五"	健康管理亟需深化	• 逐步建成嘉定健康城区建设核心信息库,打造健康促进系列品牌项目 • 通过优化社区健康支持环境、完善场所健康促进措施,夯实健康支持系统 • 健康自我管理小组纳入区政府实事项目(2016—2017) • 做实家庭医生签约服务("1+1+1"签约:一个家庭医生、一家区级医院、一家市级医院;享受优先转诊、慢性病长处方、延伸上级医院处方)

*"五个人人"行动:

2006—2008 年:人人知道自己的血压、人人养成健康行为、人人掌握救护技能、人人参加健身活动、人人参与无偿献血。

2009—2011 年:人人动手清洁家园、人人劝阻室内吸烟、人人坚持日行万步、人人掌握控油控盐、人人学会应急自救。

2012—2014 年:人人健康膳食、人人控烟限酒、人人科学健身、人人愉悦身心、人人清洁家园。

2015—2017 年:"科学健身"市民行动、"控制烟害"市民行动、"食品安全"市民行动、"正确就医"市民行动、"清洁环境"市民行动。

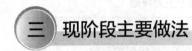

三 现阶段主要做法

(一) 高度重视顶层设计

1. 融入区域发展全局

嘉定区委、区政府把建设"健康嘉定"作为"十三五"的战略目标之一,将健康嘉定作为区域重要战略内容,纳入区域"五个嘉定"建设(汽车嘉定、科技嘉定、教化嘉定、健康嘉定、美丽嘉定)和《上海市嘉定区总体规划暨土地利用总体规划(2017—2035年)》范畴,充分发挥健康嘉定的保障性、支撑性作用。

2. 制定健康战略规划

充分研判卫生和健康领域发展最新形势和未来趋势,从"大健康、大卫生"角度出发,编制符合嘉定区实际的《"健康嘉定2030"规划》,强调以人的健康为中心,高起点、高目标规划和发展健康科技创新和健康产业,创新健康发展动力,提高全人群的健康水平。

(二) 统筹推进建设工作

1. 以"美丽嘉定"建设为抓手,持续改善健康环境

全力打好污染防治攻坚战,积极推进绿色发展和循环经济,严格落实河长制。全面推进"厕所革命",实施城乡环境卫生整洁行动。开展"美丽系列"文明城区示范点建设活动,建设"美丽街巷""美丽路段""美丽公厕"等十大美丽示范点。

2. 以"大健康"理念为引领,协同构建健康社会网络

深入推进"平安嘉定"建设,实施"雪亮工程",加强治安防控网络建设。启动食品电子监管项目,推进食品安全视频监控系统建设,全面推行信息追溯管理办法,开展餐饮单位量化分级和监督公示工作。实施公交优先战略,开展道路交通安全行动。

3. 以全民健康覆盖为目标,不断完善城市健康服务

继续健全、完善医疗资源服务体系,完善集约化医疗服务中心运行机制。深化社区卫生服务综合改革,强化社区卫生服务平台功能,做实家庭医生签约服务。全面推进医养结合,打通健康养老的"最后一公里"。深化公立医院改革,深化区域医联体建设,推动优质医疗资源下沉,完善分级诊疗制度。

4. 以健康生活方式为核心,积极培育健康人群

纵深推进"健康细胞"建设,持续推进市民健康自我管理小组建设,为居民提供多元化、个性化健康服务。贯彻、落实《上海市公共场所控制吸烟条例》要求,加强巡查和监督执法工作。持续促进全民健身与全民健康深度融合,深化"体卫结合"。

5. 以人文教化之城为载体,广泛营造健康文化氛围

持续开展"健康教育进社区"活动,打造"健康节""市民健康文化节""健康活动周"等健康促进品牌项目。充分发挥融媒体作用,开设"健康有道"专栏,培育"知健康、促健康"的良好氛围。

6. 以打造精准医疗与健康服务集聚区为契机,推动健康产业高质量发展

推动四大健康产业园区建设,制定健康服务业发展专项政策,充分依托区内优质医疗资源及行业龙头企业,建设以细胞免疫技术、肿瘤精准治疗、中医药健康服务为特色的精准医疗与健康服务集聚区。

(三)系统构建保障体系

健康城市建设是一项系统性、整体性和持续性工程,从 1994 年探索健康城市建设到 2017 年全面启动全国健康城市试点建设,嘉定区不断完善"将健康融入所有政策"的工作机制,先后成立健康促进委员会、健康城市建设领导小组等领导机构,从健康城市项目试点,到健康城区行动计划,再到健康城市试点建设,工作内容已拓展延伸至经济社会发展各个方面,并建立起以维护和促进健康为中心的部门工作绩效考评机制和督查机制,保障"健康融入所有政策"有效落地。

四　建设成效

(一)居民主要健康指标处于发达国家和地区水平

近年来,嘉定区户籍人口平均期望寿命不断提高,2018 年已达 84.44 岁,十年间提高了 3.19 岁。目前嘉定区户籍人口平均期望寿命已处于发达国家和地区水平,也处于我国健康城市前列。具体如图 1 和图 2 所示。

2017 年,嘉定区常住人口孕产妇死亡率为 0,婴儿死亡率为 1.24‰,5 岁以下儿童死亡率为 2.27‰,均达到或接近于全国健康城市的最优水平。具体如图 3 所示。

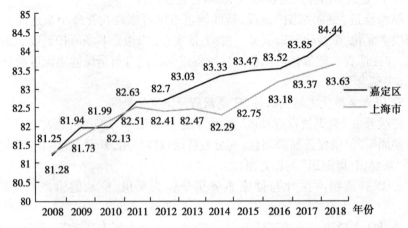

图1　2008—2018年嘉定区和上海市户籍人口人均期望寿命情况/岁

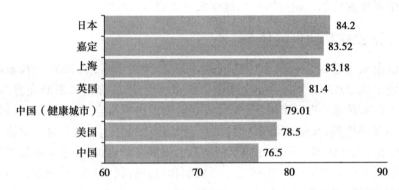

图2　嘉定区和其他重要国家或地区2016年人均期望寿命情况比较/岁

注:因2017年初次统计中国健康城市相关指标,故中国健康城市为2017年数据

(二)健康城市主要评价指标水平居优

嘉定区有23个健康城市评价指标均优于全国总体水平,占所有可获得数据指标(37个)的62.2%,连续4年(2012—2015年)在上海市全民健身发展指数评估中获得全市第一(2016年起上海市不再单独计算各区分数,改为公布全市平均分)。

(三)健康城市建设成效日益凸显

经过多年建设,嘉定区在健康环境、健康服务、健康文化、健康产业等诸多领域影响力日益凸显。

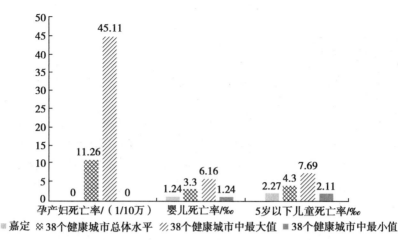

图 3　2017 年嘉定区和全国 38 个健康城市三大死亡率比较情况

五　挑战与展望

20 多年来,嘉定区健康城市建设虽然取得了一些成绩,但也面临着一些问题和挑战。主要问题包括"将健康融入所有政策"的理念落实得不够深入、部门间主动协作意识还不强、居民健康素养水平有待提高等。健康城市的建设离不开城市建设和发展的背景,而随着我国城市化进程的不断深入,这给健康嘉定建设也带来了新的挑战,包括超特大城市建设健康城市的难度、上海建设卓越全球城市对健康城市建设的更高要求、长三角一体化国家战略对健康城市协同性等方面的更多要求。

面向未来,嘉定区将以习近平新时代中国特色社会主义思想为引领,以全国卫生与健康大会重要精神为指引,推动健康嘉定更高水平、更高质量发展。下一步,嘉定区将按照《"健康嘉定 2030"规划》指引,坚持健康优先,融入所有政策,优先建设健康嘉定;坚持政府主导,人民共建共享,合力建设健康嘉定;坚持科学发展,促进均衡协调,科学建设健康嘉定;坚持公平公正,注重问题导向,有序建设健康嘉定;坚持改革创新,体现嘉定特色,高水平建设健康嘉定。加强健康融入所有政策、健康影响评估制度等研究,加强循证决策;聚焦重点人群的健康权益,实现健康城市的共建共享;主动融入长三角一体化战略,推进健康城市协同发展。

【专家点评】

　　上海市嘉定区作为我国最早与世界卫生组织西太区合作的健康城市(区)之一,在全国率先开展健康城市建设项目,在多年探索和实践的基础上,嘉定区建立的良好运行机制和优秀经验值得借鉴和学习。一是高度重视顶层设计,全面推进健康城市的六个方面建设。二是在不同发展阶段,设立不同目标,并不断完善管理体制,建立有力领导小组和技术支持小组,保障健康城市建设的可执行性和科学性。三是行动计划基于不同时期的居民健康需求和健康问题,并以行为为导向,提出居民可养成的健康行为("五个人人"和"六项市民行动")。四是稳固原有成绩的同时,不断引进新技术(移动健康、大数据等),优化社区服务(自我健康管理学校、3+X家庭医生团队、增加体育指导员等),提高社区居民的健康行为养成及维持。五是以解决实际问题为出发点,提出针对性解决方案,并对实施效果进行评估,为可持续性发展提供数据支持和发展方向。

案例一　"赋权社区,群众参与"　自我管理引领健康新生活

　　以心脑血管疾病、糖尿病等疾病为代表的慢性病已成为影响中国居民健康和导致死亡的首要原因。据官方统计,中国现有慢性病患者已经超过4亿,由慢性病导致的疾病负担占到所有疾病负担的近70%。而多数慢性病是可防可控的,健康的生活方式和良好的健康素养是关键。

一、主要问题

　　市民对健康的需求日益增长,但他们获取正确知识的渠道有限,居民健康素养整体水平有待进一步提升。目前的健康宣教工作不足以覆盖到更广泛的人群。

二、解决方法

　　自2007年起,嘉定围绕"医患合作、患者互助、自我管理"的慢性病群防群控模式,依托社区推广建设市民健康自管小组。每年通过社区招募,推选组长,每个小组15~20人,有具体分工,主要采取定期活动的形式,开展小组活动。活动形式有指导医生授课、健康知识分享、同伴教育、健康技能学习、参加

公益活动等。在指导医生的帮助下,梳理个人的健康主要问题和危险因素,制定个人计划并执行。在年底有小组和个人效果评估,促进市民掌握科学的健康知识,养成健康的生活方式,不断提高市民健康管理技能和健康素养水平。目前,已逐步建立了社区倡导、居(村)委会实施、专业机构指导的健康自管小组运作机制,健康宣教工作也得以覆盖到更多的居民。

在利用健康自我管理小组开展工作的过程中,发现对居民的效果评估不好进行,同时对有特殊健康知识和技能需求的患者自我管理尚有一定差距,为此,嘉定区决定以健康自我管理为基本平台,以效果的可得性和可评估性为关键内容,以解决高危人群早发现、早干预为基本策略,依据"统一、多元、个性"的原则,以街镇为单位,成立了健康自我管理学校。学校开设"慢性病管理""中医药普及""健康沙龙"等不同内容的学习班,每班招收20~30名学员,采取"统一学籍""统一教材""统一考核""统一评估"等措施,进一步加强健康自我管理的能力和水平。同时积极探索使用信息化手段服务管理健康自管小组活动,如开发APP等,丰富小组活动展示形式和内容。

为保障健康管理学校的工作能持续开展,健康自管工作已被纳入街镇和社区卫生服务中心的考核范畴,并纳入区政府实事工程和健康城市三年行动计划(已经连续六轮)。同时设置专项经费,定期组织评估考核、评选评比、示范创建,加强过程和质量管理,做到每个小组有计划、有活动、有记录、有评估、有指导。

三、取得成效

目前,嘉定已建成各类健康自管小组316个(已覆盖所有村／居委及部分健康场所),累计参与人数达4.2万人。根据《"健康嘉定2030"规划》,计划到2020年和2030年,参与健康自管小组人数分别达到5万人和10万人。未来,将逐步聚焦重点慢性疾病,建立覆盖各类健康场所的健康自管体系,使健康自管逐步成为全社会的共识和市民的自觉行动。

四、经验体会

社区医生作为健康自管小组的指导医生,改变原先"坐等看病",改为"跨前一步、主动出击",在社区直接为居民提供专业医疗咨询、用药指导并传授健康知识和技能。同时,以小组为基础构建常态化、广覆盖的社区健康科普宣教平台。小组成员在参与活动的同时,还是社区健康生活方式推广大使,积极投身健康公益活动,向社区居民传播健康理念。健康自管小组和健康管理学校有效地解决了提高居民健康素养水平和健康科普覆盖面的问题(图4、图5)。

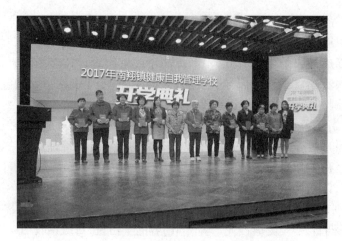

图 4　健康自管学校开学典礼

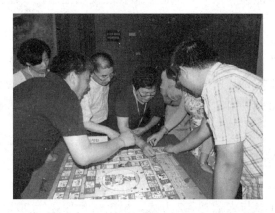

图 5　居民参加嘉定自制的健康游戏棋比赛

案例二

颠覆传统理念　嘉定探索 "3+X" 整合型服务模式

居民多元化、个性化的健康需求日益增加,区域人口老龄化问题越发严重……凡此种种都对做好卫生健康服务提出了更高要求。然而,目前家庭医生制度仍处于探索阶段,家庭医生服务较为单一,基层服务利用不足,尚不能为实现以上目标提供有力支持。

一、主要问题

主要问题包括三个方面：一是家庭医生缺乏有效支持，目前家庭医生需要花费大量精力用于工作协调和文书填写等事务；二是基本医疗和公共卫生工作分割，无法实现真正的健康管理；三是信息系统缺乏有效整合，重复录入工作较多。

二、解决办法

针对目前全国家庭医生签约服务普遍存在的问题，嘉定区以"整合、松绑、减负和助力"作为破题之策，提出了"整合型服务"理念，包括"3+X"新型服务模式设计和创新流程优化两大部分。从制定政策文件、再造服务流程、整合服务模式和构建支撑体系4个方面入手，以信息化手段为支撑，重点打造智慧社区健康管理服务平台，为居民提供综合、连续、全程性的健康管理。

1. 建立"3+X"家庭医生签约服务模式完整健康管理体系，实现基本医疗和公共卫生工作整合

"3+X"家庭医生签约服务模式指1个家庭医生、1个健康管理师、1个家庭医生服务管理中心和X个支持服务中心，其中家庭医生是服务核心者，负责维护和促进社区人群健康，开展全科服务，依托资源，提供有效合理基本卫生服务；健康管理师是服务专业者，负责完成基本情况问诊，提供基本公共卫生服务，辅助完成签约服务工作内容，为家庭医生提供分诊；家庭医生服务中心是服务链接者，负责完善健康档案，服务引介，签约引导，宣传推介等；支持服务中心是服务支撑者，内部支持中心包括建立护理、公共卫生、康复、妇幼保健、后勤保障等服务中心，外部支持中心引导市场各类资源参与社区卫生服务，利用医联体、全专联合、区域集约化服务中心、互联网医疗技术、社会健康管理机构、商业保险等外部资源，根据不同的需求，为居民提供综合、连续、全程的健康管理服务。

具体构成和设计如图6所示：

2. 设计4大信息化系统功能平台进行信息有效整合，助力家庭医生签约服务

包括家庭医生首诊分诊系统、目标年薪系统、智慧健康管理系统和家庭医生服务管理系统。通过流程的再造，业务的整合，减少社区医生工作协调和文书填写等事务，同时居民平均就诊时间减少60%，签约居民定向就诊率超过60%（图7、图8）。

三、取得成效

对整合型服务模式体系的探索，颠覆了传统医疗治病的理念，减轻家庭医

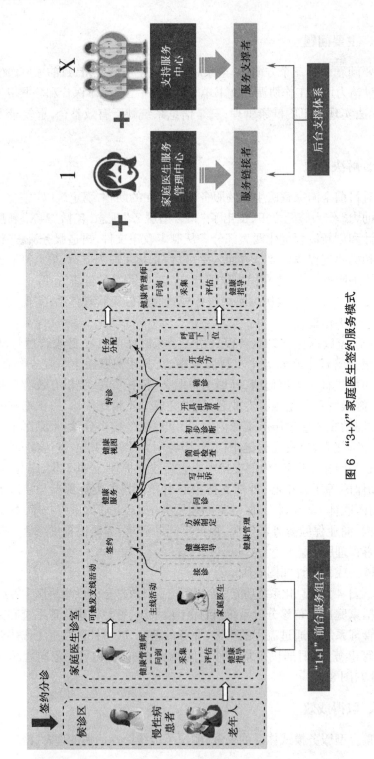

图 6 "3+X" 家庭医生签约服务模式

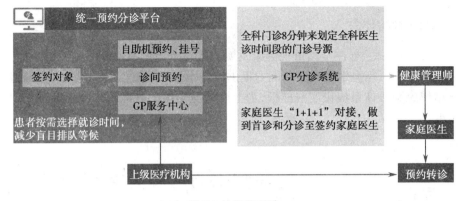

图 7　信息化系统

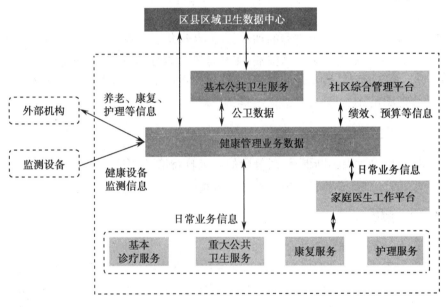

图 8　信息化系统功能整合

生工作负荷,激发家庭医生提供签约服务的活力;解决多系统对接的繁杂,一体化设计,创新搭建智慧健康管理服务体系;通过契合实际、运行顺畅、确保质量的运行模式,充分调动家庭医生签约服务的积极性,实现精细化、规范化、智能化管理、激发医务人员活力,最终提高百姓的获得感和医务人员满意度。

　　通过这种模式的建立,嘉定区的家庭医生整体服务氛围和服务依从性均有明显提升。截至 2018 年底,嘉定区全区签约率为 23.45%,组合内就诊率为 75.44%,60 岁以上签约率为 97.96%,重点人群签约率为 56.11%。

四、经验体会

"嘉定模式"是在全国重视健康发展的大背景下的有益探索,它的成功将为提升基层医疗卫生机构服务能力提供有益示范,为构建"以人为中心"的整合型健康服务体系提供实践样板,为上海乃至全国的社区卫生改革推进作出贡献。

| 案例三 | 从"小体育"向"大体育"
从体育向"体育+" |

随着城市化、现代化进程的加快,人们获得优越良好的生活条件和物质基础的同时,也面临着诸多生活弊端,尤其是体育锻炼、健身训练、运动休闲在场所、服务等方面可及性不足问题突出,这也严重影响了市民精神文化和健康需求的合理满足。

一、主要问题

居民健身意识不断提升,对健康的需求日益增长,但运动场所服务能力尚有不足,居民对各类体育运动的需求不能满足。

二、解决方法

1. 加大投入和资源整合

推进重大体育项目工程建设和推进社区公共体育设施建设,加快建设各类体育场地设施,推进社区公共体育设施对外开放,满足群众就近健身锻炼需求。并且,制定各类体育设施建设、管理、开放、补贴等相关政策,明确各方职责,建立常态化工作机制,加强管理水平。而且,通过建立体育与教育、卫生、市容绿化、社会团体等多部门的合作机制,发挥协同效应(图9)。

2. 以体育赛事为引领

通过承办国际国内各类赛事为引领,提升赛事综合效应,释放溢出效应,提高全民健身活动参与率。以承办国际及全国赛事为引领,提升体育赛事高度;推动城市业余联赛深入基层,做深做实赛事深度;积极培育本土赛事IP,打造体育赛事精度(图10)。

3. 增加体育健身指导员

搭建骨干队伍体育健身指导社会服务平台,充分挖掘和发挥社会体育指

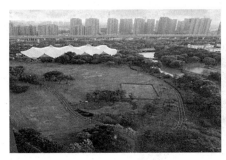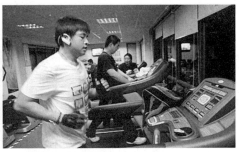

图 9　南翔百亩公园市民健身步道和 365 社区百姓健身房

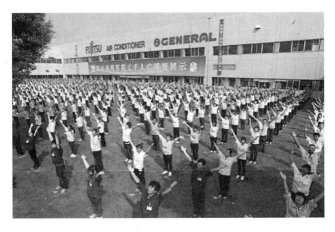

图 10　区内组织企业开展职工广播操

导员在全民健身活动中的核心作用。确保每个街镇的社会体育指导员人数
不低于街镇常住人口的 2‰，成立国家级、一级、二级、三级分层管理模式，同
时，对现有的社会体育指导员进行技能轮训，并将培训触角延伸至社区、社会
单位。

三、取得成效

通过以上努力，嘉定区健康水平不断改善、体育文化全面彰显、城市形
象极大提升。在上海市体育局公布的《上海市全民健身发展指数公告》中
（从健身环境、运动参与、体质健康三方面评估），嘉定区多年以来稳居全市
前列（图 11）。经常参加体育锻炼人口比例、城市人均体育场地面积、每千
人拥有社会体育指导员人数比例等指标逐年提高，城乡居民达到《国民体
质测定标准》合格以上的人数比例达 96.21%，达到全国健康城市试点市前
列水平。

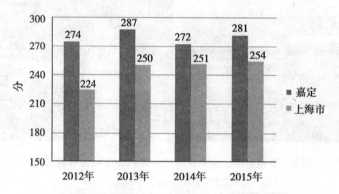

图 11 2012—2015 年嘉定区与上海市全民健身发展指数对比

注:2016 年起,上海市不再统计各区分数,只计算全市平均分

四、经验体会

近年来,嘉定区紧紧围绕建设全球著名体育城市和健康城市的目标,以普及健康理念、优化健身服务、建设健康环境为重点,深度融合全民健身和全民健康,充分发挥全民健身在推进健康嘉定建设、促进社会经济发展中的积极作用。而且,持续深入挖掘体育与健康内涵,加快推动从办体育到管体育、从"小体育"向"大体育"、从体育向"体育 +"转变。

案例四　链接社会资源,激发精神卫生服务新活力

随着经济社会不断发展,公众心理健康服务需求日益攀升与区域精神卫生人力资源匮乏之间的矛盾越发凸显,如何弥补专业心理资源的不足,满足社会的心理健康需求,是精神卫生服务领域长期面临的挑战。

一、主要问题

主要问题包括三方面:一是区域精神卫生专科人力资源匮乏,导致精神卫生服务覆盖率低、可及性差,难以满足公众潜在的健康需求;二是既往精神心理服务形式单一,服务内涵亟待突破和提升;三是严重精神障碍患者的污名化现象、病耻感体验仍然存在,社会回归路途艰难、饱受"旋转门"困扰。

二、解决办法

嘉定区立足弥补现有精神卫生服务体系在资源配备、服务内涵、工作机制等方面存在的短板,在学习和借鉴国内外实践经验基础上,借全国精神卫生综合管理试点工作契机,在区政府部门主导下,通过政府购买社会组织精神卫生服务项目的形式,力求攻克精神卫生领域的薄弱环节,主要做法有:

1. 引入社会组织项目进社区

依托项目化工作模式,链接一定数量的第三方社会组织和精神健康社会工作者群体参与到精神卫生工作中,壮大区域精神卫生服务队伍,使服务范围由院内走向院外,服务对象由重点人群延伸至全人群,提升心理健康和精神康复服务的规模和覆盖面。

明确"政府部门主导、专业机构指导、社区基层合作"的工作机制,多部门密切协作、发挥合力,切实将社会组织项目顺利引入社区,让服务扎扎实实地落地生根。三年来,共计与13家社会组织合作,推出24个服务项目,投入金额合计546万,内容涉及医务社工服务、精神障碍社区康复、心理健康宣教等。累计链接180余名社会工作者、心理卫生工作者投入到各类精神卫生服务中来,部分项目承接方与精神专科机构协同组建心理援助热线志愿服务队、心理健康宣讲团、社区精神健康志愿服务队等服务团队,有效补充区域精神卫生"兵力"的不足(图12)。

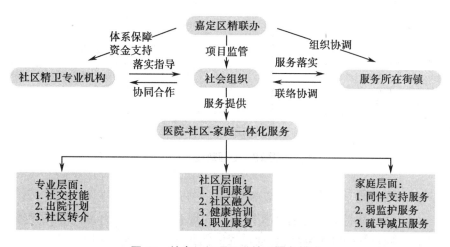

图 12　社会组织项目进社区服务模式

2. 创新服务形式

通过"医社双方"的跨专业、跨领域合作,共同探索深化精神卫生服务内涵的理念和思路,通过专业、多样、富有吸引力的形式增进专科机构的服务能力。

(1) 健康宣教形式多元新颖,有效发挥了趣味宣教在心理健康工作中的引导作用。设计情景剧、微电影、公益广告等富有感染力的宣教作品;开辟心理微课堂、园艺体验、心理沙龙等特色宣教活动;充分借力新媒体微信公众平台传播心理健康知识,与社会组织一道探索专业、生动的宣教模式。

(2) 特色品牌项目催生孵化,为重点人群提供专业、可及的心理增能支持服务。"企明心"项目针对嘉定区企事业单位在职职工,提供系统、专业的职场减压、情绪管理、亲子沟通等专业培训;"爱 + 家"项目立足提升社区患者管护能力,家属从开始排斥,到目前的踊跃参与,连续几年的健康宣教,不仅为患者照护群体提供系统、全面的知识技能指导和心理减压支持,也在一定程度上弱化了公众对精神疾病的污名化与家属和患者的病耻感。

(3) 心理援助热线开通运营,面向社会公众提供公益、及时、专业的心理健康帮护服务。依托项目承接方,嘉定区首条心理援助热线 39590800 开通运营,为社会公众提供 24 小时在线的心理支持和危机干预服务,实现嘉定区域心理热线"零突破"(图 13)。

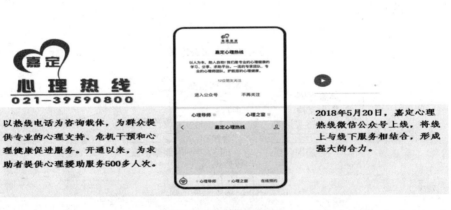

图 13 心理热线服务

3. 一体化服务模式

结合我区精神障碍患者的实际情况和现有资源,深入开展严重精神障碍社区融入项目及职业康复项目,通过提供就业支持和探索"医院 - 社区 - 家庭"一体化服务模式,促进康复者的社区融入和社会回归,降低社区严重精神障碍患者的污名化现象及病耻感体验(图 14)。

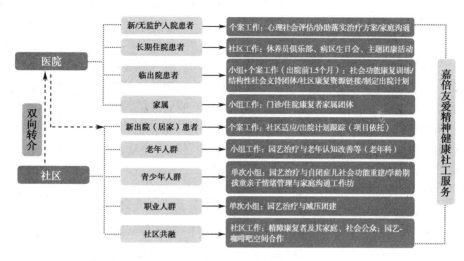

图 14　精神卫生一体化服务模式

　　精神卫生服务项目的启动运作,将社会工作理念思路注入精神康复领域,精神障碍患者团体康复活动、个案管理、资源链接、趣味俱乐部等活动不仅提升精神康复服务内涵,强固社区精神障碍患者家庭-社区-社会支持网络,也使精神障碍患者社区融入、职业康复(沙画师、园艺花匠、数字油画师、竹刻小匠)等工作初露峥嵘,逐步打通精神障碍患者回归社会的梗阻。目前,已与四家社会企业达成协议,陆续为精神障碍患者提供点心师、助理咖啡师、沙画师、艺术培训助教等庇护性就业岗位(图 15)。

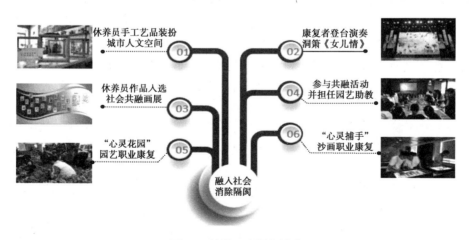

图 15　精神卫生服务活动

三、取得成效

在社会融入和职业康复项目推动的过程中,越来越多的精神障碍患者敢于对抗疾病,卸下"病耻感",走出家门、走进公众视线。我们不仅看到他们的手工制品和艺术作品装点着城市空间,也看到他们笨拙却自信的身影活跃在社区康复机构、活跃在更广阔的社会舞台。三年来,社区康复机构康复学员数自 100 余人上升至 200 余人,严重精神障碍患者社区康复参与率达 50%,严重精神障碍患者服药率达 81.6%。

阿平(化名),就是一名被精神分裂症困扰 29 年的精神障碍康复者,也是嘉定区精神障碍患者社区融入项目众多服务对象中的一员,在项目进程中,他找到挑战自我,战胜胆怯的勇气。2019 年 5 月,阿平受邀担任节目表演嘉宾,用一首空灵悠远、婉转动人的洞箫演奏《女儿情》,打湿无数观众的眼角。他说:"当我把参加演出的劳务报酬给我父亲时,我觉得自己的腰板挺直了,并感觉自己是一个有用的人。"如阿平这般,以政府购买服务项目的形式获益、成长、破茧的患者还有很多,他们投入到各自或热爱、或擅长的事物中,向着"沙画师""园艺花匠""竹刻小匠"等职业康复目标不断前行。

随着各类精神卫生服务项目的推进和对公众关于精神疾病和心理健康知识广泛、多样的宣教普及,社会公众对精神疾病的认知、对精神障碍患者的刻板印象也在悄然改变,越来越多的正向声音开始呈现,"原来精神障碍者也是这样一群多才多艺的人啊!""原来他们并不可怕,都是有血有肉的人。""原来只要康复稳定,他们和我们都一样。"……项目所及之处,精神障碍患者们的积极改变和精神卫生工作者的积极行动所孕育的希望之花悄然开放。

嘉定区三年来政府购买精神卫生服务模式的有益探索,不仅促成"医社联动"的精神卫生服务联合体,进一步集聚、共享精神卫生资源;也通过双方的专业融合,为社会公众提供综合性、多元化的精神健康服务,为患者再社会化和实现自身价值创造良好条件,有力推动区域精神卫生工作进程。

无锡市健康城市建设探索与实践

【概述】

    2008年,江苏省无锡正式启动健康城市建设,秉持"把健康融入所有政策"理念,以保障群众的健康权益为出发点,以重点工作项目化管理的手段,围绕城市环境持续改善、健康服务质量有效提升和居民健康素养不断提高三个重点,先后开展三轮专项行动计划,不同时期有不同的工作重点,每轮行动计划都做到制订前有论证,实施后有评估,在探索和实践中逐步形成具有无锡特色的工作模式,有效提升了居民健康素养水平,实现了健康细胞规范化建设的更新升级,加快了健康环境、健康社会、健康人群协调发展,逐步让"健康无锡"走向现实。

    江苏省无锡市下辖2个县级市、5个区,面积4 628平方公里,常住人口657万。2007年成立市建设健康城市领导小组,2008年正式启动健康城市建设。多年来,无锡市积极践行"把健康融入所有政策"理念,以建设健康城市行动计划为蓝本,以保障群众的健康权益为根本目的,以重点工作项目化管理的思路,围绕城市环境持续改善、健康服务质量有效提升和居民健康素养不断提高三个重点,开展专项行动,营造健康环境、构建健康社会、培育健康人群。

一 发展历程

1. 调研与启动阶段

    1999年无锡市建成国家卫生城市后,即着手谋划健康城市建设工作。2004年,市爱卫办向市政府提交建设健康城市调研报告。随后,市委明确提出"力争到2010年实现基本建成健康城市"战略目标,筹备成立健康城市建设筹备工作小组,启动健康城市建设的调研和准备工作。2007年,市委市政府正式成立市建设健康城市领导小组。

2. 实施阶段

自 2008 年正式启动健康城市建设以来,实施完成了二个行动计划,目前正在实施第三个行动计划。

健康城市行动第一轮(2008—2010 年)重在宣传发动、建立机制、探索经验,第二轮(2011—2015 年)重在抓好项目实施、重点推进、典型引路,第三轮(2016—2020 年)则进一步强化"项目化管理"的路径措施,整合部门职能优势,集中力量优化项目推进,更好地服务市民健康需求(表 1)。

表 1 不同时期的健康挑战及应对策略

时期	健康挑战	应对策略
2003—2007	市民健康素养不高	通过科普读本、电视短剧、知识竞赛、"健康老人"评选、"我的血压我知道"等专项活动,强化媒体宣传与社会动员,不断提高市民的健康素养水平
2007—2010	饮用水安全	实施退渔还湖、生态清淤、控源截污、生态修复、湖岸整治和环湖林带建设等全方位的综合整治
2010—2013	PM2.5 等空气污染物对健康的影响	通过工业废气治理、机动车尾气减排、扬尘污染防治、油气回收等综合措施,减少大气污染物的产生,提升大气环境质量
2013—2016	慢性病对健康的危害	将慢性病综合防控示范区建设列入政府民生实事项目,全面推进慢性病综合防控
2016 至今	全方位、全周期保障人民健康	以"大健康、大卫生"理念,关注民生健康,确立了十大行动计划、36 项重点工作和 53 项工作指标

2016 年,无锡被国家卫生计生委列为全国首批健康城市试点市,2017 年,在全国卫生城镇暨健康城市工作会议上作经验交流。目前,所辖江阴、宜兴两市也启动了健康城市建设,且均建成全国文明城市和国家卫生城市,成为全国第一个文明城市群。

 二 现阶段主要做法

(一) 一把手亲自抓,切实加强组织领导

实行主要领导负责制,成立由市政府主要领导任组长,市委、市政府分管领导任副组长,市有关责任部门主要负责人为成员的领导小组,负责创建工作的决策部署和目标下达。各市(县)市区政府将建设健康城市作为当地经济社

会发展的重要任务纳入年度考核,建立健全健康城市日常工作制度、评估督导和多部门联动机制,联席会议制度、联络员工作制度,强化行政推动。领导小组设立若干专业委员会和专项工作组,坚持自评与外评相结合的工作方式,协调、评估和推进健康城市建设项目的有效推进。并通过先进评比活动,将健康城市建设向更高层面、更大范围推进。

(二) 一张蓝图绘到底,实施系列行动计划

无锡市健康城市建设突出整体推进,坚持短期任务与远期目标相结合,通过实施三轮健康城市行动计划,对总体目标和努力方向进行统筹规划,有的放矢地解决健康城市建设中存在的突出问题。2008—2010年首轮健康城市行动,围绕"健康环境、健康饮食、健康服务、健康社区、健康人群"等五大目标任务,积极推进水环境综合治理、健康教育与干预、食品安全、城市管理等21项重点工作并设68项指标,各项指标综合完成率达95.6%。2011—2015年第二轮健康城市行动,围绕城市环境持续改善、健康服务质量有效提升和居民健康素养不断提高三大重点,重点推进"蓝天行动""无烟城市行动""食品放心行动"等八大行动并设40项指标,通过以"治水""治气"为重点深化环境综合治理,强化健康干预和健康促进措施等,全市健康环境持续改善、健康设施逐步增加、健康人群不断扩大;2016—2020年第三轮健康城市行动,围绕营造健康环境、建设健康社会、培育健康人群三项主要任务,重点实施"蓝天行动""清水行动""创建优秀管理城市行动"等十项行动。每轮行动计划都做到有论证、有评估,既确保了行动计划实施的可行性,又增强了工作的针对性和有效性。如,2016年,无锡市邀请上海复旦大学、苏州大学、江苏省爱卫办、江苏省社科院的专家组成专家组,在对无锡市前两轮健康城市效果进行评估基础上,对新一轮规划进行论证,编制实施《无锡市建设健康城市行动规划(2016—2020年)》,确立了十大行动计划、36项重点工作和53项工作指标,具体为:

1. "蓝天行动"行动计划

主要包括强化源头控制、开展大气污染专项防治、加强大气环境监测与应对、改善室内环境空气质量等4项重点工作。

2. "清水行动"行动计划

主要包括持续开展太湖水治理、保障饮用水安全、提高饮用水品质等3项重点工作。

3. "创建优秀管理城市行动"行动计划

主要包括实施"九整治",提高人居环境质量;推行"三规范",整治市容环境秩序;推进"五完善",优化城市服务功能;强化"一提升",促进城市长效管理等4项重点工作。

4.“基本公共服务提升行动”行动计划

主要包括多措并举保障就业、完善社会保障体系、建设现代医疗卫生体系、推进养老事业改革发展、实施食品安全战略等5项重点工作。

5.“病媒生物防制行动”行动计划

主要包括完善病媒生物防制设施、完善病媒生物防制工作机制、完善病媒生物监测网络等3项重点工作。

6.“无烟城市行动”行动计划

主要包括营造控烟氛围、巩固无烟环境、强化创建活动、加大监管力度等4项重点工作。

7.“全民健身行动”行动计划

主要包括加强全民健身场地设施建设、推广科学健身、加强学校体育工作、加强体育运动指导与服务等4项重点工作。

8.“慢性病防控行动”行动计划

主要包括深化慢性病综合防控示范区建设、健全精神卫生服务体系等2项重点工作。

9.“职业病防治行动”行动计划

主要包括强化职业病预防控制措施、提升职业病防治能力建设、健全职业病防治保障救助体系等3项重点工作。

10.“市民健康素养促进行动”行动计划

主要包括完善大众健康教育、加强学校健康促进工作、创新健康干预工具、培育健康细胞等4项重点工作。

每一项重点工作都明确了行动措施、奋斗目标及责任部门,确保各项工作目标真正落到实处。

(三) 一体化推进,构建齐抓共管的工作体系

多年来,我们建立健全了“政府主导、多部门合作、专业机构支持、全社会共同参与”的健康城市建设工作机制。各部委(局)强化责任意识,与创建全国文明城市、全民健身示范城市、江苏省优秀管理城市等有机结合,齐抓共管协力推进健康城市建设。市委宣传部主导多维度、多视角宣传健康知识和工作进展,统筹协调无锡日报、无锡广电集团等主流媒体开设电视、广播、移动媒体健康专刊、专栏。市体育局深入实施全民健身“365工程”,打造“文明风尚·科学健身”等品牌系列活动,积极推行国民体质监测,促进全民科学健身行动;打造体育超市嘉年华、全民健身大联动、网民公益大会、环太湖公路自行车赛、“无锡国际马拉松赛”“环太湖国际公路自行车赛”等品牌赛事,推进健康产业创新升级。市水利、环保、太湖办等部门狠抓河长制、太湖治理、水生态文

明、水资源管理等工作。市城管局组织开展"环境卫生专项整治行动""市容市貌专项整治行动"等 7 大专项行动。市卫生健康委开发运用"健康 E 家"健康管理系统和"互联网 + 医疗健康",实现窗口、上门和手机 APP 3 种签约服务和"无锡智医"的运行。市卫健委、人社局、民政局推进 DRGs-PPS(诊断相关组 - 预付费制度)试点,出台长期护理保险制度、长期护理保险失能等级评估管理办法、定点护理服务机构管理办法、《全面放开养老服务市场提升养老服务质量的实施意见》《关于推进养老护理型床位建设的实施意见》等配套文件推动医养融合发展。

 三 建设成效

(一)健康环境得到改善

1. 空气质量优良天数比例持续提高

2018 年中国环境监测总站公布的全国 169 个城市环境空气质量月报显示,12 月份无锡市环境空气质量综合指数为 5.00,排名第 67 位(图 1)。

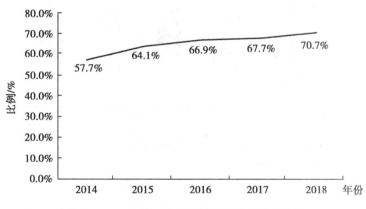

图 1　2014—2018 年无锡市空气质量优良比例

2. 太湖水环境持续改善

7 个集中式饮用水源地达国家和省考核要求,达标率达 100%。45 个国省考断面优Ⅲ比例为 53.3%,无劣Ⅴ类断面。13 条主要出入湖河流水质稳中趋好,太湖无锡水域实现连续 11 年安全度夏。

3. 农村人居环境极大改善

无害化卫生户厕达标率达到 99.99%,位居全省第一。所辖的江阴市、宜兴市均为国家卫生城市,是全国首个文明城市群和国家卫生城市群,国家卫生镇创建率超过 90%。

4. 城市绿地面积不断增加

2014 年以来,城市新增公园绿地面积都在 200 公顷以上,全市人均公园绿地面积稳定在 14.91 平方米。

(二) 健康社会日渐形成

1. "政府主导、多部门合作、专业机构支持、全社会共同参与"的健康城市建设工作机制已经建立,各相关部门主责、主业、主角意识已经建立,"健康融入所有政策"理念基本落实。

2. 城市人均体育场地面积达到 2.72 平方米,每千人拥有社会体育指导员 3.11 名(图 2)。

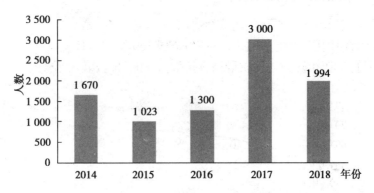

图2 2014—2018 年无锡市新增各级社会体育指导员数情况

3. 每千人口医疗卫生机构床位数为 6.59 张,执业(助理)医师 2.99 人,每万人拥有公共卫生人员数为 9.28 人。

4. 养老事业不断发展,每千名老年人口拥有养老床位 41.34 张。

5. 健康细胞工程建设扎实推进,截至 2018 年底,全市建成健康社区(村) 434 个(社区总数 606 个)、健康学校 374 所(学校总数 388 所),健康企业 30 家(723 家)(图 3)。

(三) 健康服务不断优化

全市严重精神障碍患者规范管理率达到 91.57%;儿童健康管理率达到 99.57%;高血压、糖尿病规范管理率分别达 71.56%、71.36%。社会办医持续发展,社会办医疗机构数 1 205 家,床位数 14 618 张,占比分别为 49.22% 和 31.12%。4 家社区卫生服务中心被国家卫健委确认为全国优质服务示范社区

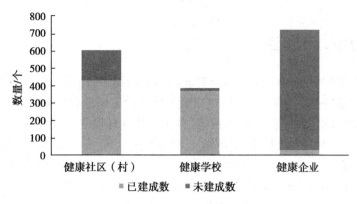

图3 2018年无锡市健康细胞工程建设情况

卫生服务中心。卫生健康支出占财政支出比重达到5.91%。职工医保住院费用报销比例达到78.6%,城乡居民医保住院报销比例达到53.4%。

(四)健康人群持续扩大

慢性病得到有效控制,2018年,全市18~50岁人群高血压患病率10.1%,重大慢性病过早死亡率下降至9.25%。全市孕产妇死亡率、婴儿死亡率、5岁以下儿童死亡率分别降至7.60/10万、2.07‰和3.34‰。全市人均期望寿命达82.78岁。城乡居民《国民体质测定标准》合格率达到89.11%。

(五)传播倡导,健康素养不断提升

全市健康素养传播氛围浓厚,各类媒体开设健康知识普及栏目共69个,健康宣讲团、健康直通车、健康志愿者"五进"活动形式多样,居民健康素养不断攀升,2018年全市居民健康素养达到27.58%(图4)。经常参加体育锻炼的人口达到40%;全市注册志愿者比例达到25%。

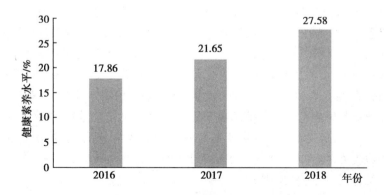

图4 2016—2018年无锡市居民健康素养水平

四　挑战与展望

随着人们对美好生活和健康需求的不断增加,无锡市的健康城市建设仍然面临许多挑战。主要表现在:健康融入所有政策还没有完全深入人心,环境对健康的影响还没有得到根本改善,健康支持性环境需要进一步优化。无锡市将全面贯彻《"健康无锡 2030"规划纲要》,抓机制、推项目,打造健康城市建设品牌工程。一是要进一步完善工作机制,健全政府主导、部门合作、社会参与的运行机制;完善分级管理制度、目标制定制度、任务下发制度;探索科学、合理、可行的"健康无锡"建设工作考核评价机制。二是要进一步抓好项目推进,发挥各部门的职能优势,以市民健康需求为主导实施项目推进;推进市属医疗卫生机构布局调整优化,同步提标建设公共卫生机构;大力培育健康细胞,建设健康支持性环境;推动医养融合高质量发展。三是要进一步打造亮点品牌,加快推进健康医疗互联网服务;开设无锡健康大讲堂,将无锡健康大讲堂打造成全国知名的健康宣传阵地;适时成立无锡健康政策研究基地,着眼国际、国内健康发展趋势,为党委政府提供决策建议。四是进一步营造健康氛围,加大健康无锡宣传力度,纳入主流媒体的公益宣传范畴,充分发挥新媒体传播作用,多维度、多视角宣传健康知识和工作进展,推广健康生活方式,形成崇尚健康生活的良好社会风尚。

【专家点评】

无锡市健康城市建设体现三个特点。一是"三轮"健康城市蓝图 12 年勤奋耕耘终有成效。从 2007 年开始,通过三轮行动计划,将无锡从一个健康素养不高、环境污染的城市变成了"健康无锡"。早在 2008 年,政府绘制了"健康城市"的建设蓝图,各级政府领导和民众持续响应,专业人员持续努力,12 年的坚持才换来了今天的成果。二是科学有序建设,解决各时期的难题。在科学顶层设计的基础上,先后开展三轮专项行动计划,不同时期有不同的工作重点,每轮行动计划都做到制订前有论证、实施中有督导、实施后有评估,使得计划变成了具体的落实、设计变成了美景,在探索和实践中逐步形成具有无锡特色的工作模式。三是突出重点,全社会动员共同攻克难关。2007 年 5 月,太湖蓝藻大规模爆发,导致贡湖水源地水质急剧恶化,引发了全社会高度重视,无锡市从政策、规划、措施等方面进行持续不懈的攻关,使太湖逐渐变成了健康水环境。同样的原理和方法,将无锡变成了一个天蓝、水清、人健康的城市。

四个"转化"夯实慢性病防控新模式

慢性非传染性疾病已成为危害居民健康的重要公共卫生问题。为有效提升高血压、糖尿病的管理率和控制率,无锡市于2007年在已实施慢性病人自我管理模式的基础上,探索推行"社区 - 志愿者 - 患者一体化"管理模式,以政府主导、项目引领、逐步推行的方式,打造慢性病"防、管、控"一体化模式,实现关口前移、重心下沉,使社区成为"居民健康守护者",志愿者成为"健康技能传播者",慢性病患者成为"健康第一责任人",营造全社会群防群控慢性病,共建共享健康无锡的良好态势。

一、主要做法

在全市探索实施"社区卫生服务机构为支撑、健康志愿者为核心,慢性病患者积极参与"的慢性病干预方式,环环相扣,层层渗透,通过技术层面不断评估完善,政府层面逐级推广,做到4个"转化":

（一）从"科研行为"转化成"推广行为",慢性病管理教程"规范化"

2007年,无锡市疾控中心引进美国斯坦福大学慢性病自我管理课程,在通过开展试点探索和"基于模式社区的慢性非传染性疾病早期综合干预研究"项目的应用,因地制宜地进行改良和本土化应用,形成了一套适合我国老百姓习俗和社区工作实际、能够广泛推广应用的互动式课程和标准,并通过无锡市卫生科技进社区项目、无锡市基层卫生技术推广项目等在全市进行了推广应用(表2)。

（二）从"研究者行为"转化成"政府行为",慢性病管理模式"标准化"

2013年无锡市将慢性病综合防控工作列入市政府"为民办实事"项目,纳入对各市(县)、区政府的目标考核,要求各地认真做好慢性病防控与患者管理,积极争创国家慢性病综合防控示范区建设。全市各社区至少2名医务人员掌握自我管理课程技能与标准流程,建立慢性病自我管理小组,提升辖区慢性病管理工作质量。

（三）从"单一管理"转化成"复合管理",慢性病管理团队"社会化"

2014年,无锡市卫生局探索实施"社区卫生服务机构为支撑、健康志愿者为核心,慢性病患者积极参与"慢性病干预方式,培育热心公益的自我管理优秀学员成为慢性病管理志愿者或健康生活方式指导员,协助社区卫生人员做好辖区慢性病管理与指导,更好地帮助慢性患者及家属接受健康生活方式的理念,改变不良的生活方式,减少和减慢慢性病并发症的发生。强化社区防控

表 2　高血压病、糖尿病患者自我管理课程

课程内容	自我管理概论	制订行动计划	交流/解决问题	运用心力应对症状	理解情绪	体重管理	适量运动	沟通技巧	改善呼吸	健康饮食	积极思维	自我监测	合理用药	精明治疗决策	与医护人员合作	减烟戒烟	限量饮酒	计划未来
第1周	√	√	√	√														
第2周		√	√	√	√	√	√											
第3周		√	√	√				√	√	√								
第4周		√	√	√							√	√						
第5周		√	√	√									√	√				
第6周		√	√	√											√	√	√	√

力量,齐抓共管。

（四）从"被动治疗"转化成"主动管理",慢性病自我管理"常态化"

培养慢性病患者成为"健康第一责任人"。通过实施"患者自我管理小组""患者自我管理日记"等多种慢性病自我管理形式,强化患者自我保健和自主管理意识,形成患者和专业人员之间积极有效的互动,实现"1+1>2"的临床效果。通过在社区健康小屋和居民健康指标自助测量点,及时发现高危人群,采取干预措施,形成高危人群常态管理模式。

二、取得成效

（一）社区慢性病自我管理工作网络日益健全

通过推行"社区-志愿者-患者一体化"管理模式,全市共建立慢性病自我健康管理小组 700 个,社区覆盖率达 63.50%,培育了近 2 000 名健康生活方式指导员和健康志愿者(图 5)。

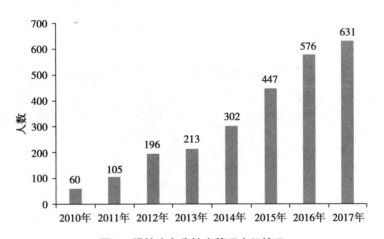

图 5　慢性病自我健康管理小组情况

（二）慢性病患者自我管理效能分值日益提高

通过慢性病管理,提高慢性病患者的技能,强化自我保健和自主管理意识,提高患者的依从性,消除患者的孤独感。高血压患者血压控制率、糖尿病患者血糖控制率有效提升,患者运动时间明显增加,饮食结构日趋合理,减盐控油习惯日渐养成。糖尿病患者的血糖控制率由 29% 提高到 44%。

（三）锡城百姓健康水平显著提升

全市 7 个区均创建成"慢性病综合防控示范区",其中 6 个为国家级示范区,1 个为省级示范区,位居江苏省第一。慢性病防治健康素养水平由 2010年的 7.43% 提高到 2018 年的 36.4%,重大慢性病过早死亡率从 2011 年的

11.38%降低到2018年的9.25%,处于国内领先水平,心脑血管疾病、恶性肿瘤、慢性呼吸系统疾病的早死率呈明显下降趋势(图6、图7)。

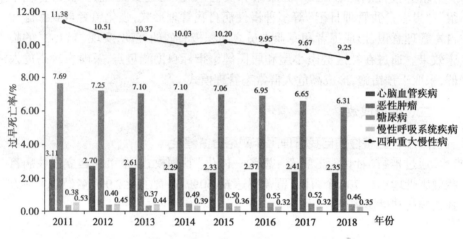

图6 2011—2018年无锡市重大慢性病过早死率

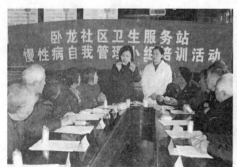
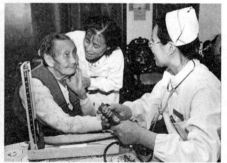

图7 慢性病自我管理小组活动

案例二 铁腕治污科学治太 让碧水清流成为健康无锡新底色

2007年5月,太湖蓝藻大范围爆发,引发无锡市供水危机,引起全国关注。由此,无锡人民生态自觉被唤醒,打响了治理太湖、保护水源的攻坚战和持久战。12年来,从专门设立无锡市太湖水污染防治委员会,到由市领导挂帅全面推行"河长制",再到史上最严的《无锡市水环境保护条例》修订;从湖泊修复治理到太湖主要入湖河流的控源截污、综合整治;从铁腕治污到科学治太再到长效治理,无锡市探索出一条经济发达、人口稠密地区湖泊治理的新路,为健康城市建设行稳致远打下坚实基础。

一、主要做法

无锡市坚持以铁腕手段治理环境,以科学态度改善水质,把生态压力变成了生态优势,把环保质疑变成了环境赞誉,把发展包袱变成了健康品牌。

（一）铁拳重锤护航治太保源

以整治水环境、遏制水污染、保护水资源、重建水生态、保证水安全为目标,建立监测预警、调水引流、应急处理、协调联动、信息公开、考核监督六大工作机制,实施自来水水质强化处理、蓝藻打捞、调水引流、人工增雨、地下水补充、净水保供六大应急对策,建设水源取水口优化、水源地生态修复、自来水深度处理、第二水源地建设、重点河道拓浚、应急饮用水源建设、太湖清淤、太湖生态修复九大清源工程,落实关闭化工企业、封堵入湖排污口、取缔排污船舶、乡镇生活污水和生活垃圾集中处理、撤除一级保护区内传统种养业、限制氮磷污染物排放总量、工业及生活污水回用、取缔捕捞等九大铁腕治污措施。从而形成长江、太湖"江湖互补、双源供水"供水格局。

（二）机制体制促进长效管理

建立主要污染物排放许可、有偿使用与交易、环境资源区域补偿、绿色信贷等制度,强化太湖水域的管理机制,作为我市治理太湖的创新举措——"河长制"已由太湖走向全国。现在无锡境内已覆盖全市各级 5 635 条河道。探索上下联推、纵横联动、城乡联建、标本联治、内外联督的"五联治水"新模式,基本建成"互联互通、功能良好、水质达标、生态优美"的现代河网水系,13 条主要出入湖河流全部消除劣 V 类。

（三）"水陆空天"全面立体监测

引入物联网新技术在线监测太湖水的各项变化。一方面通过 8 颗卫星"天眼"24 小时不间断监测藻情,自动"画"出太湖蓝藻分布图。另一方面,依靠 97 个在线水质自动监测站,平均每 50 平方千米设立一个"哨兵",尽责地守护着无锡的水质。同时,"人工监测"毫不放松,实现一天一采。由此搭建了一个水质监测预警平台,顺利帮助太湖安全度夏(图 8)。

二、取得成效

12 年来,无锡累计关停、整改、转迁沿湖各类企业 5 300 余家,建设污水管网 25 000 千米,水域藻类平均密度下降 35% 以上。13 条主要出入湖河流水质稳中趋好,饮用水水源地 100% 达标,太湖无锡水域实现连续 11 年安全

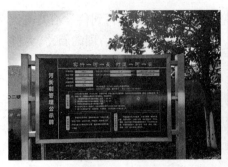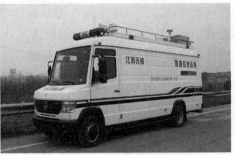

图8　太湖治污公示牌和监测用车

度夏。率先探索的"河长制"成为全国典型,2016年,中共中央办公厅、国务院办公厅印发了《关于全面推行河长制的意见》,在全国范围推广实施"河长制"。无锡先后荣膺全国最佳人居环境城市、国家环保模范城市、国家节水型城市、全国水生态系统保护与修复示范市、全国节水型社会建设示范区等荣誉称号。

案例三　倡导"深氧界·3H生活" 打造健康快乐新湖㳇

湖㳇镇位于无锡宜兴市,地处苏浙皖三省交界,总面积118平方千米,常住人口2.3万人。针对"靠山采石"以破坏自然、污染环境为代价的不可持续发展之路,湖㳇镇下决心转变发展思路,通过深度挖掘"旅游+"内涵,将"深氧界·3H生活"(回归健康health、回归心灵heart、回归家园home)新概念,注入健康村镇建设,形成集休闲、度假、健身、茶道、养生于一体的综合性休闲度假小镇,倡导健康、快乐的旅游文化体验。湖㳇镇荣获"全国环境优美镇、国家特色景观旅游名镇、国家卫生镇"等荣誉称号。

一、主要做法

回归健康(health):呼吸深氧,让旅游与运动融为一体。镇域内健身运动项目丰富,打造了深氧登山步道、深氧健身公园等运动项目,跳进深氧界,快乐运动,大口呼吸,在纯净苍穹里健身健体,洗肺洗心,回归健康的美好之旅(图9)。

回归心灵(heart):茶禅一味,浪漫十足,风情万种。围绕茶禅文化推出了

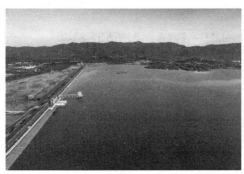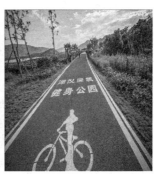

图9　湖㳇镇健康环境

深氧茶艺七式,打造了茶生活空间。围绕音乐文化,打造了现代音乐谷,开展杨梅音乐节活动;在影视、书画、摄影、文学等方面推出影视基地、书画写生基地、摄影和文学比赛等。从世界的热闹,回归到内心,回归繁华后的大清净。

回归家园(home):吾心安处,可以远游,可以湖㳇。小镇结合本土人文风情和乡村特色,大力发展乡村旅游和生态旅游,拥有规模酒店3家,主题酒店7家,特色民宿及农家乐280余家,让游客充分感受原色乡村生活,体验回归家园的温暖与温馨。

二、主要成效

把青山绿水真正还给百姓。坚持把"深氧蓝"作为转型发展的重要标志,全镇关停了300多家工业企,打造了以龙山村、张阳村、竹海村为代表的美丽乡村,全区域森林覆盖率达82%左右,全域水质常年保持国家一级标准,空气质量常年符合GB3095一类标准,负氧离子达到长寿乡水平,PM2.5长年保持在10微克以下。

深氧健康慢生活造福百姓。得益于绿色的宜居、宜业、宜游新湖㳇建设,目前镇上80岁以上老年人有924名,其中80~89周岁老年人有817人,90~99周岁老年人口有106人,百岁老人1名。老年服务中心及湖㳇实验学校"一老一少"工程老百姓反响热烈,幸福指数得到了极大提升。

湖㳇镇坚定不移转变发展思路,发掘弘扬地方文化,发展绿色生态经济,从而实现了从环境换取增长向环境优化增长的转变,实现了"健康快乐、绿色生态"的华丽转身。如今行走在阳羡湖畔,风光旖旎,茶海成洲,漫步在竹海,镜湖畔留影、竹园里听风,清新自然的环境面貌得以重现,镇村魅力与日俱增。湖㳇以"更美、更好、更迷人"的全新姿态向世人展现。

案例四　　　　呵护市民"心"的绿洲

心理健康问题是影响经济社会发展的重大公共卫生和社会问题。随着生活水平不断提高,人们对自身健康尤其是心理健康的需求也在不断增强。为做好无锡市民心理健康服务,无锡市精神卫生中心打造"三位一体"的"社会心理 - 人文关爱 - 心理服务"模式,从健康人群、亚健康人群及严重精神障碍(以下简称重精)患者三个不同人群出发,全程参与心理及精神健康的预防、早期干预、心理援助、重精管理等工作,通过专业分类、评估等手段,运用多种形式及方法,多角度、多渠道开展心理健康服务。

一、主要做法

1. 组建一支心理健康讲师团,成立一支专业志愿者服务队,为健康人群普及心理健康知识

组建由全国知名心理专家王国强为组长、多名心理专家为骨干的心理健康讲师团,通过定期开展讲座、团体心理健康辅导等手段深入社区、学校、部队、政府机关等,针对情绪抑郁、焦虑、阿尔茨海默病等常见疾病进行咨询、干预与康复指导,至今共计授课 82 次,受众 15 000 多人。

成立心理健康志愿者服务队,由党团员志愿者定期深入社区、学校、机关、部队、养老院等地,开展心理咨询、讲座、音乐治疗等多种形式的心理健康促进活动,目前已服务市民 6 万余人次。其开展的心理治疗 + 音乐治疗志愿服务项目"乐动心灵",在省内外享有一定的知名度。

2. 开通一部心理援助热线,组建一支心理救援队伍,为心理应急需求人员打通诉求通道,提供及时的心理支持

在无锡市精神卫生中心成立公益性心理援助机构,开通 24 小时心理咨询热线 12355,通过由精神科医护人员和具备三级以上心理咨询师证书的社会志愿者共同参与热线维护与运行,确保求助诉求能够得到专业、科学的指导与帮助,至今已接听求助电话 22 500 余次。市红十字心理救援队于 2008 年成立,由 22 名队员组成,是一支有着丰富理论知识和实战经验的队伍,先后参与了汶川地震、2014 年昆山爆炸事件及 2015 年湖北监利东方之星旅游客船翻沉事件、2016 年盐城阜宁龙卷风灾害、2018 年南京中医药大学翰林学院烧伤学生、2019 年响水爆炸等重大自然灾害和城市突发事件的灾后心理救援,为受灾群众及早进行心理危机干预,使其摆脱灾后心理阴影、重建幸福家庭发挥了重要作用。

3. 建立一批"心灵家园"社区精神康复站,探索社区精神疾病患者服务新模式

2003 年起,无锡市精神卫生中心就设立"开放管理科",由医院和社区共同对出院的重精患者实行管理。2016 年在市政府为民办实事项目推动下,积极与市残联、市民政部门合作,进一步加强对精神病患者的康复与管理,在全市各区建设 23 个"心灵家园"社区精神康复站,将重精的治疗、康复、管理整合到"心灵家园",改善了工作环境,优化和管理流程。这一举措既保障了重精患者的社区管理的全覆盖,又保证了对重精患者的专业指导,并且还为疾病复发患者建立就诊绿色通道,实现了精神疾病"防治康"全覆盖。

二、成效

1. 心理热线自开通至今已接听 22 500 余次,成功阻止自杀倾向人员 70 余人。市红十字心理救援队队员业务素质强,应急应迅速有效,于 2017 年被提升为江苏省红十字心理救援队,成为江苏省首支省级红十字心理救援队,多次参与省内、国内重大事件心理救援和危机干预(图 10)。

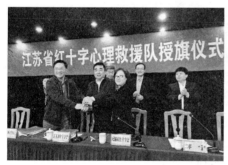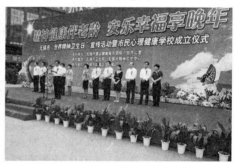

图 10　心理健康相关活动

2. 建成 23 个"心灵家园"社区精神康复站,服务各社区所有有康复需求的精神障碍患者,至 2018 年底,累计提供服务 5 万余人次,解决了社区精神病人管理难和康复治疗难的问题,帮助患者提升社会适应能力,增强回归社会的信心。音乐治疗 + 心理治疗志愿服务项目"乐动心灵"获得第四届江苏省志愿者服务交流会铜奖。

3. 2017 年,无锡市精神卫生中心增挂无锡市精神疾病控制中心,将精神病防治管理工作向健康人群、向基层社区两个方向延伸,推动精神卫生工作实现个体向群体、医院向社区、治疗向预防的转变。2018 年无锡市被确定为省内唯一的省级精神卫生综合试点城市。

案例五　"五色服务"撑起流动人口"惠民伞"

　　无锡市惠山区长安街道惠南社区成立于2015年11月,辖3个住宅小区,有常住人口33 765人,其中流动人口12 346人,占社区总人口37%。近年来,惠南社区坚持以流动人口服务管理为重点,通过创新社区治理,积极探索建设"智慧社区"新路,通过"线上+线下"的方式为流动人口提供"五色服务",力求以融合式服务营造"绿色健康、宜居宜业、开发包容"的社区"大健康"环境。

一、主要做法

　　1."黄色明亮",为流动人口搭建"温馨之家"。建立"乐居惠南"微信服务号,以流动人口"吃、住、行、游、购、娱、健"七大要素为切入点,推行"1+4+N"的服务模式,设置了政务O2O、办事指南、物业管理、生活缴费、医院挂号等功能,打造有声有色的"生活圈"。

　　2."蓝色忠诚",为流动人口架起"维权翅膀"。实施"法治楼道长"制度,成立法治楼道长队伍,开设"法律诊所",为流动人口开展精准法律援助服务。挖掘女性流动人口协管员,组建成"姐妹花"调解志愿服务队,帮助化解各类邻里矛盾。

　　3."绿色健康",为流动人口筑起"健康港湾"。坚持以"健康小屋"为阵地,实施优生优育服务同待遇、生殖健康服务项目同享受、健康档案同管理、儿童预防接种全覆盖,吸引流动人口加入社区"慢性病指导员"和"健康生活方式指导员"志愿者队伍,把卫生计生均等化落到实处。

　　4."银色服务",为"漂族老人"打造"第二故乡"。以"耳语心愿"公益项目为抓手,开展心愿征集、爱心理发、爱心义诊等活动,帮助流动人口随迁老人实现老有所乐;利用"乐居惠南"微信服务号,以"点菜、配餐、互助、走亲"的形式提供代理代办、日常照料等服务。

　　5."粉色关怀",为流动儿童撑起"成长天空"。瞄准流动人口子女教育和管理难题,精准实施"童心摇篮""向阳花开""国学·晚学堂"等公益项目,免费开放图书馆、绿色网吧、妇女儿童之家等,开展各类免费的亲子活动,为流动儿童成长保驾护航。

二、取得成效

　　当前,流动人口建立健康档案率达85%,儿童预防接种率达98%以上,组织 65 周岁以上流动老年人体检 266 人次,流动人口育龄妇女免费"两癌"筛查 885 人次,获得了全国流动人口融合示范社区称号。惠南社区"五色服务"正逐步成为流动人口社区融合的"粘合剂",以开放包容的态度,让流动人口同享均等服务、共享健康万策、助力城市发展。

创新杭州城市治理
打造健康中国示范区

【概述】

2008 年,浙江省杭州市全面启动健康城市建设工作,在世界卫生组织对健康城市定义和健康促进理论的基础上,结合本地实际,制定了基本实现人人享有基本医疗保障、人人享有基本养老保障、人人享有 15 分钟卫生服务圈、人人享有 15 分钟体育健身圈、人人享有安全食品、人人享有清新空气、人人享有洁净饮水"七个人人享有"的建设目标和与之对应的营造健康文化、保护健康环境、构建健康社会、优化健康服务、培育健康人群、发展健康产业"六大建设任务"。2017 年,在实施健康中国战略背景下,将原有健康城市建设领导小组升格为由市委、市政府主要领导任组长的最高规格工作领导小组,在保留原有 6 个专项组的基础上,增设了由杭州市法制办和发改委牵头的保障支撑组,形成了党委政府主导、部门协同、社会参与的"健康融入所有政策",全政府模式大健康共建平台。10 余年来,杭州市健康城市建设注重与民生工作相结合,致力于解决健康社会决定因素,以减少社会健康不公平,提高全民健康水平。同时,也形成了健康融入城市治理的健康治理杭州模式,为新时代形势下丰富国家治理体系和治理能力现代化内涵提供了地方经验。

一 发展历程

1958 年 1 月,毛泽东主席视察杭州小营巷爱国卫生工作,掀起了杭州人民开展爱国卫生运动的高潮。1995 年,杭州市通过国家卫生城市考核验收,成为国内第二个获此殊荣的省会城市。爱国卫生工作成为杭州卫生和健康工作的重要名片。2003 年 12 月,时任浙江省委书记习近平视察小营巷爱国卫生工作。2004 年,杭州市委、市政府开始探索"建设健康城市可行性"。2006 年,建设健康城市写入杭州市"十一五"国民经济和社会发展专项规划;2007 年 2 月,杭州市第十次党代会提出"倡导健康生活、深化城乡爱国卫生、开展健康城市建设工作",并在上城区、下城区、拱墅区开展建设健康城市试点工作;同年 12 月,杭州市被全国爱卫办列为全国建设健康城市试点城市。2008 年,市委、市政府发布《关于建设健康城市的决定》文件。自此,杭州市建设健康城市工作全面铺开。2016 年 11 月,杭州市健康城市建设入选全球健康促进大会中国健康促进优秀案例,并受邀出席国际健康城市市长论坛。2017 年,《"健康杭州2030"规划纲要》出台。

二 不同时期健康杭州建设策略

(一) 早期探索阶段

进入 21 世纪之初,随着城镇化进程的快速发展,杭州市城市规模急剧扩张、人口数量快速上升,各种城市病问题日渐严峻,并开始制约城市经济社会发展。基于日趋严峻的城市病形势,实施全面、有效的健康促进行动,成为市委、市政府着力解决城市病的重要探索和尝试。

2008 年 3 月,杭州市委办公厅组建了由市四套班子五位分管领导担任正副组长,各区、县(市)和市级主要成员部门的党政主要负责人为成员的高规格健康城市建设领导小组。领导小组下设办公室(简称"健康办"),由市政府分管副市长兼任办公室主任。市健康办牵头组建了杭州市建设健康城市专项组,成立六个专项组对应六大建设任务,并明确牵头部门。2008—2015 年,在启动建设健康城市之初,围绕市民就业、看病、上学、交通、办事、住房、清洁等"七大问题",杭州市委、市政府以保障群众的健康为出发点,从人民群众"衣食住行、生老病死、安居乐业" 等三个方面,连续实施了《杭州市建设健康城市三年行动计划》和《健康杭州"十二五"规划》(市发改委专项规划),提出了"七个人人享有"的健康城市建设目标(基本实现人人享有基本医疗保障、人人享有基本养老保障、人人享有 15 分钟卫生服务圈、人人享有 15 分钟体育健身圈、人人享有安全食品、人人享有清新空气、人人享有洁净饮水)和相应的六大建设任务。

(二) 逐步提升阶段

2016—2020 年,经过 8 年的持续建设,"七个人人享有"目标已经基本实现。为探索处理广大市民对美好生活的向往与快速城镇化带来的不平衡、不充分发展的矛盾,2016 年,杭州市政府在《杭州市国民经济和社会发展第十三个五年规划纲要》中提出了"建设惠及城乡居民的健康杭州",打造成为社会和谐、环境友好、安全宜居、人群健康的"健康中国示范区"的新建设目标。在"打造健康中国示范区"的总体建设目标引导下,又实施了健康城市建设专项规划《杭州市建设健康城市"十三五"规划》,明确了 10 项相应的优先重点项目任务,以解决居民迫切需要的健康问题。

2017 年,为了贯彻"实施健康中国战略"和"高水平推进健康浙江建设",杭州市委、市政府印发了《健康杭州 2030 规划纲要》,结合城市国际化发展战略,致力于将杭州打造成为全球健康城市建设典范。

杭州市不同时期健康城市建设工作任务见表 1。

表 1　杭州市不同时期健康城市建设工作任务

规划 / 计划	重点工作
杭州市建设健康城市三年行动计划 (2008—2010 年)	• 建立全市建设健康城市建设指标体系; • 实行"政府组织、社会参与,部门协调、条块结合,重心下移、群众互动"的工作机制; • 推进"六大任务"建设。即营造健康文化、保护健康环境、优化健康服务、培育健康人群、构建健康社会、发展健康产业;
健康杭州十二五规划 (2011—2015 年)	• 营造健康文化、保护健康环境、优化健康服务、培育健康人群、构建健康社会、发展健康产业。
杭州市建设健康城市十三五规划 (2016—2020 年)	• 加快建设美丽杭州,持续优化健康环境; • 促进公共服务均等化,积极构建健康社会; • 围绕增强健康水平,提升健康服务能力; • 以健康需求为导向,加快发展健康产业; • 开展健康促进行动,重点培育健康人群; • 积极传播健康理念,营造健康文化氛围。

三　新时代健康城市建设新探索

在实施健康中国战略新形势下,杭州市从进一步完善组织架构、提高健康治理能力、探索政策健康影响评价,推动健康融入所有政策等多维度深化健康城市建设。

(一) 完善健康治理机制

2017 年,杭州市将原有健康城市建设领导小组升格为由市委书记和市长任双组长的健康杭州建设领导小组,在原有 6 个专项组的基础上,增设了由杭州市法制办和市发改委、市委考评办牵头的"保障支撑组",负责健康杭州建设推进过程中的制度改革、政策保障和组织考核工作。经杭州市委机构编制委员会办公室批准,市本级成立了健康城市专职技术指导机构"杭州市健康城市建设指导中心"。同时,先后印发了《关于加强健康杭州6+1平台建设建立大健康共建体系的指导意见》《健康杭州考核办法(试行)》《健康杭州"6+1"平台管理与运行制度》等相关文件,明确将"多部门协同联动机制"的制度化、规范化,并将健康杭州建设纳入地方党委政府的综合目标考核范围(图1)。

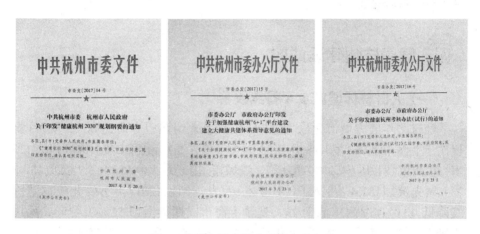

图1　杭州市健康城市建设有关文件

(二)提升健康治理能力

2017年,杭州市委组织部将健康杭州建设专题培训纳入市管干部教育培训班次计划。11月份,由市委组织部、市健康办、市卫健委联合组织的杭州市领导干部健康杭州建设专题培训班,在复旦大学进行为期一周的培训,对各区、县(市)、管委会和市直部门的分管领导等50位市管干部进行了大健康相关知识和技能培训。12月份,杭州市健康办又组织健康杭州建设领导小组59个成员单位联络员进行健康城市实践专题培训。2018年11月,健康城市空间规划专题纳入市委党校的全市中层干部培训课纲。对各级领导干部的大健康理念培训对提升各级领导干部落实健康优先理念和实施健康融入所有政策的能力有着良好的促进作用。

(三)夯实健康促进基础工程

公共政策健康影响评价是落实将健康融入所有政策的重要形式。2017年以来,杭州市着力推进"公共政策健康影响评价"和两大健康促进基础性工程。

杭州市依托高校力量开发了"公共政策健康影响评价工具"进而编制了基于慢性呼吸系统疾病、高血压、肥胖、意外伤害和健康不公平性等多种健康问题的"公共政策健康影响因素清单"。国土空间规划是建设健康城市的重要基础工程。2018年5月,杭州市健康办委托同济大学建筑与城市规划学院研究团队开展"健康城市理念融入杭州市国土空间规划政策研究"。该研究通过融合杭州市居民常见重大疾病的发病和死亡数据以及杭州市最新一轮的国土空间总体规划设计,预计2019年8月可以产出研究成果,并应用于杭州市新一轮国土空间总体规划文本。

四 健康杭州建设成效

(一) 人群整体健康水平持续改善

经过多年健康城市建设,2018年杭州市人均期望寿命达82.55岁,目前仅次于上海市(83.63岁)、苏州市(83.54岁),领先北京市(82.2岁)、深圳市(81.25岁)、广州市(81.96岁,2017年)等一线城市;接近意大利(82.8岁)、挪威(82.5岁),领先英国(81.4岁)、德国(81.0岁)等发达国家(2017年);婴儿死亡率持续降低,已经连续两年低于2‰,低于上海市同期数据(3.52‰);孕产妇死亡率随着二孩政策全面放开,近年出现波动6.64/10万(上海1.15/10万),但依然控制在低水平区间,总体上三大人群健康水平指标均已达到发达国家水平(图2)。

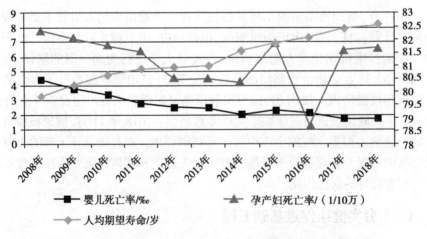

图2. 2008—2018年杭州市人群三大健康指标变化趋势图

（二）人居环境得到持续改善

受国家环境监测指标统计口径（API改为AQI）调整影响,空气质量优良天数比例在2013年出现大幅下降,近5年来又呈现逐年改善趋势。此外,因城镇化速度过快,也导致了人均公园绿地面积出现逐年下降趋势。集中式饮用水水源地水质合格率已经连续8年保持100%。市控断面水体达标率也呈现逐年上升趋势。建成区绿化覆盖率10年来基本稳定在40%左右（图3）。

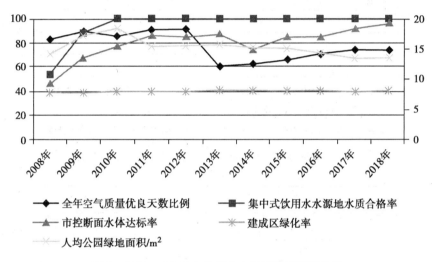

图3 2008—2018年杭州市人居环境指标变化图

（三）健康社会逐年完善

社会保障覆盖水平呈现逐年提高趋势。高等教育毛入学率超过北京市（45.7%）,低于上海市。此外,安全生产死亡人数逐年下降,亿元GDP死亡人数达到历史最低,低于全国同期水平（0.058人/亿元,2016年）（图4）。城镇居民登记失业率呈持续下降趋势,也达到了历史最低水平;城市居民最低生活保障标准金额逐年上升,2013年之前城乡标准分开,城镇高于农村（图5中2010—2012年三年数据为城镇居民保障标准）,2013年及以后实现城乡一体化,统一保障标准,并与上一年度的居民消费支持挂钩,实现动态调整。

（四）健康服务能力逐年提升

随着新建的8家综合医院陆续竣工营业,杭州市医疗卫生服务能力也逐年提升,2018年常住人口每千人医疗机构床位数相比2008年,增长将近一倍,从4.78张增加到8.28张。每千人拥有执业医师数量和执业护士数量也逐年

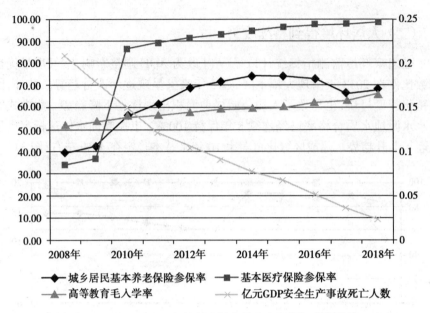

图4　2008—2018年杭州市健康社会主要指标变化趋势

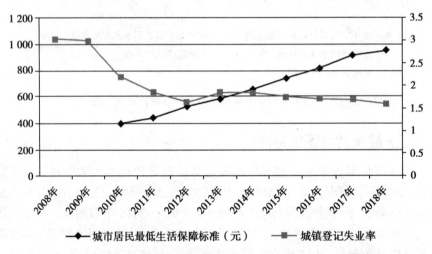

图5　2008—2018年杭州市城镇登记失业率和最低生活保障标准

上升,其中医护比例从2012年开始反转。每百名老人拥有床位数也从2008年的不足2张,增长到6.45张。

(五)国内外同行高度认可

2008年5月,WHO驻华代表韩卓升(Hans Anders Troedsson)博士考察杭州,对杭州市建设健康城市工作模式给予了高度的认可,评价杭州健康城市建设模式值得向世界推广。2016 年 11 月,"杭州市健康城市建设实践与探索"案例入选第九届全球健康促进大会优秀案例,时任市长受邀出席了"2016 国际健康城市市长论坛"。2017 年 3 月,WHO 驻华代表施贺德(Dr. Bernhard Schwartlander)赞扬杭州作为健康城市建设的模范城市,在许多方面已经达到了世界水平。

2014—2017 年,中国社科院连续 4 年对全国 287 座地级及以上建制市的健康发展情况进行综合评价,杭州连续 4 年入围前十强。2017 年 10 月,新华社《环球》杂志对杭州市健康城市建设工作进行了专访。2018 年初,人民日报《中国城市报》社副总编来杭实地采访报道杭州健康城市建设工作,并专版刊发。

 五　展望

(一)大健康理念需持续转变

受传统医疗卫生主导卫生健康事业思维的影响,把健康中国战略狭隘地理解为深化医改,把"将健康融入所有政策"狭隘地理解为把治病融入各个领域,严重地制约了大健康理念的落地。健康城市建设是实施健康中国战略的重要抓手,是现代化城市治理体系的重要表现形式。健康城市建设的重点是让广大人民群众不生病、少生病,重在解决影响人民健康的各类影响因素和健康不公平。新时代形势下,杭州市推进健康城市建设仍将坚持预防为主,将健康融入城市规划、建设和管理各个方面,朝着零级预防的目标不懈奋进。

(二)进一步加强机构人员配备

当前,虽说各级政府都成立了相应的健康城市建设领导小组,并在卫健行政部门或爱卫办设立了办公室,但它们均非常设机构,没有实质人员编制和经费配套。而健康城市建设是城市治理层面的庞大系统工程,需要有专门机构,有一定数量的专人负责协调部门和健康城市建设项目等工作的日常开展。今后,以机构改革为契机,力争在杭州市健康城市建设指导中心原有 9 个全额事业编制的基础上,再争取增加 1~2 个编制,达到内设机构要求,以期进一步满足全市健康城市建设要求。同时,所辖区、县(市)也参照市级模式,组建当地健康城区建设指导中心。

(三)大健康智库建设需急需跨界整合资源

健康城市建设是一项非常庞大的跨学科、跨领域的工作。而当前的状态是搞城市管理的人不太了解健康,搞健康的人往往忽视城市的规划和管理。因此,健康城市建设急需推动与高校开展健康城市建设跨学科系统研究和跨部门合作,推动健康城市项目与高校或科研院所多学科的同时合作,而不是一个项目只对接一个学科。高校和科研院所也应建立全面支持属地健康城市建设的合作研究机制,真正落实"将健康融入所有政策"。

【专家点评】

杭州市有多年的健康城市建设经验,近期在原有工作基础上,进一步深化健康城市建设,优先考虑健康和公平性,努力改善由于环境污染、老龄化、健康不平等、城市拥挤等带来的健康问题。杭州市值得借鉴的做法有:①良好的管理机制,创建高规格的管理体系(由市委书记和市长任双组长的健康杭州建设领导小组),建设改革执行机构的能力(增设保障支撑组,干部专题培训),制定健康的公共政策和综合性城市规划(健康杭州规划);②城市建设和发展应以问题为导向,并以数据为基础,充分发挥健康影响评价工具的作用(例如,由外科医生发现导致烧伤的原因多为煤气管道老化引起后,对《杭州市燃气管理条例》进行健康影响评价),将为政策完善和城市建设提供有力支撑;③在统一规划的基础上,发挥区域特色,根据各区的实际情况和优先项目,发展"一镇一品";④发挥新技术的作用,将移动健康用于社区服务,解决老龄化带来的社会问题(独居老人无人照看、社区工作人员不足等问题)。

案例一　基于问题导向的健康影响评价探索

一、背景

浙江大学附属第二医院烧伤科主任韩春茂医师对门诊年轻患者进行流行病学调查,发现年轻的烧伤者多为小餐饮行业从业者,烧伤原因多为煤气管道老化失火。2018 年,韩春茂主任由此向杭州市相关部门提出预防煤气烧伤的措施建议,建议包括了对燃气灶、燃气连接管、液化气罐、燃气报警器等相关设施设备的改进措施,以减少烧伤及其他意外的发生。时任杭州市分管健康城市工作的副市长看到韩春茂主任的建议后,认为健康城市建设工作应以此为契机,尝试对《杭州市燃气管理条例》进行健康影响评价,深化以问题为导向,将健康融入所有政策,推进健康城市建设,并批示杭州市健康办着手落实有关事项。

二、健康影响评价过程

（一）试评价实施过程

2018 年 9 月,按照分管副市长要求,杭州市健康办邀请了杭州市质监局、原杭州市卫计委、杭州市消防局、杭州师范大学、杭州市城投集团、杭州市燃气集团等领域的有关专家对《杭州市燃气管理条例》进行了健康影响试评价。

（二）试评价使用工具

评价工具采用前期杭州市健康办委托杭州师范大学科研团队编制的《杭州市公共政策健康影响评价工具(2018 版)》。快速健康影响评价阶段由两名评估人员完成:一名是从事文献分析和文献审查的具有公共卫生和健康促进背景的研究人员,另外一名是在定量研究方法方面有经验的专家,两位评估员都参与了对证据的评估,确定优先影响和提出建议。正式试评价阶段由 6 名相关领域的专家进行评价。

试评价从该条例与当前政府既有重大战略的相关度、对健康决定因素的积极和消极影响、与利益相关人群的相关性、与社区关注度、与健康公平性,以及对人群生物因素的影响、行为因素的影响、公共设施可及性的影响、工作场所职业危害影响,与空气、水、土壤、噪声污染的影响、温室气体排放影响等众多方面的相关性影响,对该条例进行了系统评价。

（三）健康影响评价内容

1. 生物因素

天然气化工企业技术故障和缺少对废气通风装置的清洗导致多硫气体等污染环境,使儿童对居住环境条件的适应性下降,造成各年龄组儿童适应负荷加重、功能紧张、易发疲劳,对健康产生绝对或相对的不良影响。

2. 个人 / 行为因素

液化气其组成是丙烷、丁烷、丙烯、丁烯等,具有易燃易爆性、气化性、受热膨胀性、滞留性、带电性、腐蚀性及窒息性等特点,为危险品;但目前居民对此认识不足,应加强天然气使用的推广,培养绿色环保理念。

3. 以人口为基础的服务获取和质量

天然气产业发展,能增加从业人员接受教育和培训的机会;长期从事液化石油气作业的人员会出现记忆力减退,慢性鼻炎患病率增加;天然气公交车比普通的柴油车和汽油车的价格高,会导致使用天然气汽车成本的增加。

4. 环境因素

天然气地热的使用能提高居民住房的舒适性,提高获得感;液化气燃烧可造成 SO_2、NO_2、空气总悬浮颗粒物和总烃类的室内空气污染;天然气公交车加气站设在公交场院内,会导致公交车辆停放用地紧张。为缓解加气站和停车难的矛盾,必须新征场地建设加气站;天然气的使用有助于减少二氧化碳等其他温室气体的排放;燃气生产和供应企业的高压调压站(箱)运行过程中产生的噪声非常刺耳,对外界会产生比较明显的噪声污染。

5. 社会和文化因素

在城市建设中,暴力施工会导致天然气管道泄漏,从而造成气体泄漏,对周边环境和居民健康造成不良影响。

(四) 综合评价结果

通过上述评价分析,绘制专家风险和收益评价雷达图,发现对于6项指标,风险可能性主要集中在不可能和也许可能之间,可能性系数在2~3之间,可能性系数的均数为2.5,说明接受健康影响评价的公共政策发生健康风险的可能性较低。收益的可能性,专家评价系数主要集中在4~5之间(即可能和非常可能之间),均数为4.1,可能性系数(除了生物因素)均在4以上,说明该政策实施产生的健康收益可能性总体较高,对生物因素产生的健康收益可能性一般。总体上,6项指标收益均高于风险,说明该公共政策实施带来的健康收益高于风险。

三、健康影响评价建议

基于上述健康影响评价结果,提出以下建议:

1. 继续健全和完善燃气管理的规章制度,依法规范管理。在当前,要重点落实和执行三项制度:①燃气设施、管网安全评估制度;②燃气市场准入和特许经营制度;③燃气企业安全检查制度。通过出台相关法规和制度,明确管理权限和责任主体,理顺燃气管理体制,规范燃气管理,使燃气行业的管理纳入法制化、规范化的轨道,形成燃气管理的长效机制。

2. 整顿燃气器具销售和服务市场,进一步完善燃气器具准销制度。做好对燃气报警器、燃气锅炉、燃气制冷器具、燃气热水器、燃气烘烤器具、燃气取暖器具、燃气表具、燃气灶具等燃气器具生产企业的安全质量认证工作。将获得准销证的燃气具产品,收集制成《杭州市燃气具销售目录》,对目录内产品进行定期抽查,并向用户公布结果。

3. 加强用户管理,提高用户安全用气意识。政府有关部门和燃气企业应充分认识到对用户进行安全教育和法规宣传的重要性,采取多渠道、全方位的方式,从正反两个方面介绍燃气安全知识,将常识宣传与警示宣传相结合,使用户掌握燃气的正确使用方法,增强安全意识,并能及时从已经发生的事故中吸取教训,杜绝安全事故的发生。

4. 加强监督管理,努力消除安全隐患。要加大对燃气市场及燃气企业监督检查力度,努力做到问题早发现,隐患早排查,确保杭州城市燃气的安全。

严厉打击暴力施工造成的泄漏事故。为此,必须将燃气行政执法和日常监察有机结合起来。

5. 关注燃气行业工作环境,提高燃气工作者健康状况。天然气企业生产过程中产生的硫化氢等有害气体和噪声会对工厂职工及附近居民的健康造成潜在威胁。政府要加大对燃气生产企业的监查力度,生产企业要严格执行杭州市政府制定的《锅炉大气污染物排放标准》,加强对锅炉大气污染物的排放控制,改善环境空气质量。企业要根据不同声源制定科学合理的针对性降噪措施,解决噪声污染危害问题。

杭州市健康办以此为依据形成公共政策健康影响评价报告,并提交相关部门建议做好在既有法律基础上查缺补漏,进一步规范天然气使用行为,同时为适时进行修法提供科学依据。

案例二　　“智慧养老” 让养老更美好

2017 年初,杭州市正式启动"智慧养老"综合服务项目,市级监管平台也正式启用,并开通了统一的养老服务热线"96345100"。以"市场化 +"引导支持民间资本和社会力量进入养老服务领域,以"互联网 +"积极运用大数据、物联网、人工智能等技术对传统养老服务业态进行改造升级,以此搭建统一的智能监管评价体系,面向全市 70 周岁及以上空巢、独居、孤寡老人和 80 周岁及以上高龄老人以及享受政府养老服务补贴的老人提供智慧养老服务。

一、统一服务商资格库

由市一级统一定价招标(20 元 / 人 / 月),通过固定招标价格,把评标重点放在了服务的比拼上,有效避免了低价投标、恶意竞标的行为,评标得分最高的 6 家服务商成功入围并产生了杭州市级服务商资格库。为鼓励适当竞争,根据《关于开展杭州市智慧养老综合服务转型提升工作的实施方案》的文件精神,各城区民政局在库中选择两家以上服务商签约。

二、统一服务内容

智慧养老服务分为三类。一类服务为项目的重点,服务内容以"助急"为核心,在满足紧急呼叫、亲情通话的基础上,强化应急救助服务,以及对孤寡、独居老人的主动关怀和特殊时段的"助急"内容,老年人无需付费。如杭州市江干区长虹社区为独居老人配备 wifi、摄像头、电子血压计、煤气浓度监测仪

(图6),家属可以通过手机端实时查看老人活动情况、血压变化情况和厨房煤气浓度。同时社区大厅配有监测屏幕,社区医务人员也可以随时查看独居老人的监测信息,以便及时处理老人突发状况。二类服务为"七助"服务,包含"助急""助洁""助餐""助医""助浴""助行""助聊"内容,服务商主要起到牵线搭桥的作用,服务面向所有老年人并提供优惠价格,由老人自行付费。三类服务为具有区域特色的服务,要求服务商整合区域为老服务资源,推介所在区政府购买服务及公益服务内容,老年人可无偿或低偿享受服务。

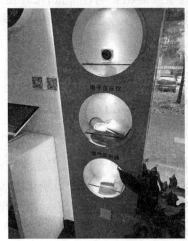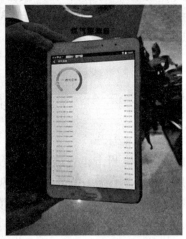

图6　长虹社区为独居老人配备 wifi、电子血压计、煤气浓度监测仪等设备

三、统一服务监管

出台《杭州市智慧养老综合服务监管考核办法(试行)》,明确每一项服务的考核标准,形成"多劳多得、奖罚分明"的良性竞争氛围,督促平台服务商规范自身行为,切实提高社会化养老服务水平和效率。通过公开招标产生了市级"智慧养老"监管平台开发(运维)单位。项目建设内容分为"两平台两中心"。

(一) 市级养老服务综合信息平台

平台数据将作为监管平台基础数据。

(二) 市级监管平台

对各区平台服务商提供的养老服务内容、过程、质量等方面进行综合考核评价,动态反映平台服务商真实服务情况,作为市、区两级民政部门对各服务商考核、资金拨付的主要依据。

（三）"96345100"呼叫中心

成立全市统一的养老服务热线,主要承担"智慧养老"服务相关咨询、投诉、建议,对服务商服务质量进行跟踪回访,定期提供回访数据报表。

（四）市"智慧养老"展示中心

以大屏展现的形式,反映全市养老数据综合分析、统计、展示等,并在展示中心内同步实现品牌展示、服务运营、客户体验、专业交流等功能。

通过市级"智慧养老"监管平台,对接各服务商平台数据,统一负责监管数据的汇总分析考核。考核结果作为今后市、区两级民政部门对各服务商考核、资金拨付的最主要依据,市民政局每年以转移支付的形式,给予区民政局按实际支付资金总额 50% 的资金补助。

四、初步成效

目前,杭州"智慧养老"综合服务明确了政府、社会和市场的关系,建立了既有政府职能又有企业化运营的管理体制和平等竞争、灵活高效的服务机制,取得了"重心下移、责任落实、职能转变、效能提升"的效果。

该模式坚持在政府主导的基础上,持续引导支持民间资本和社会力量连锁化、规模化、集团化经营,鼓励和支持发展服务的新型业态,培育了一批带动力强的龙头企业和知名度高的服务品牌。

通过服务积分制考核方法,督促平台服务商规范自身行为,引导服务商优化基本养老服务,逐步形成"多劳多得、奖罚分明"的良性竞争氛围,切实提高社会化养老服务水平和效率,突出服务的公益性,重点对平台服务商的社会责任考核进行加分奖励,引导企业履行社会责任。

案例三 "一镇一品" 健康万花筒

一、建设背景

2017 年,杭州市余杭区以顺利通过全国健康促进区和全国健康促进与教育优秀实践基地评审为契机,鼓励所辖各镇街和平台结合当地实际,加强健康研究、创新和前沿探索,培养属地健康特色,推进全域健康建设,提高全区人民健康水平,以此推进大健康体系建设,打造新时代健康余杭创新模式。

二、建设内容

2018 年起,余杭区正式启动健康余杭"一镇一品"项目建设,全区 20 个镇街和 3 个平台结合区域特点,以打造辖区独具特色、示范引领的健康品牌为目标,确定各地重点建设项目。经过余杭区健康办多轮筛选和调整,最终确认并公布实施 23 个健康余杭"一镇一品"项目(表 2)。

表 2　杭州市余杭区健康余杭"一镇一品"建设项目表

序号	单位	项目依据	项目名称
1	临平街道	老旧城区人居环境急需提升改造	改善老旧小区健康居住环境,多层住宅加装电梯
2	南苑街道	街道-社区-职校-卫生站-公益	健康五连环
3	东湖街道	健康融入美丽乡村建设	东湖街道西太洋健康乡村公园
4	乔司街道	"三合一"式农民房小加工厂提升改造人居环境打造服装电商云村	打造健康时尚云村
5	星桥街道	新杭州人睦邻友好	汤家、香榭社区睦邻中心
6	运河街道	运河沿岸生态绿道	亭趾港集镇段健康游步道
7	崇贤街道	探索城乡结合部垃圾处置新模式	创新垃圾系统处置模式,打造"三化四分"样本
8	仁和街道	弘扬地方中医品牌	俞氏中医
9	余杭街道	探索健康镇街治理模式	打造健康镇省级示范点
10	仓前街道	辖区医疗资源短缺,需求量大,争取急救时间	全方位打造仓前 5 分钟急救圈
11	闲林街道	生态资源丰富	午潮山健康主题公园建设
12	中泰街道	家庭是社会的细胞,营造健康镇街共建共享氛围	以美丽健康家庭创建,助推健康幸福家园建设
13	五常街道	武术之乡,传承传统武术健身文化	五常十八般武艺
14	良渚街道	依托地产项目,打造品质社区服务	良渚文化村社区健康项目
15	塘栖镇	弘扬塘栖古镇书香文化	"塘栖书苑"书香系列活动
16	瓶窑镇	贯彻控烟新条例	无"烟"瓶窑
17	径山镇	依托径山寺禅修文化,打造养生圣地	禅修养生圣地

序号	单位	项目依据	项目名称
18	黄湖镇	生态资源丰富	黄湖镇王位山森林古道
19	鸬鸟镇	生态资源丰富,旅游业发达	遇见鸬鸟,健康民宿系列活动
20	百丈镇	依托溪口文创街区,丰富健康元素,打造健康街区	打造百丈溪口健康一条街
21	未来科技城	全民健身	梦想小镇半程马拉松赛
22	临平新城	全民健身	临平新城"东湖绿道健康毅行"
23	开发区	科技健康产业	中国科技成果创新创业大赛

三、工作举措

（一）以目标为导向,严格筛选把关

为突出"健康余杭"、建设区域特色,"一镇一品"项目融入"大健康"理念,各镇街、平台围绕改善健康环境、构建健康社会、优化健康服务、培育健康人群、营造健康文化、发展健康产业六大重点任务,根据自身区域特点和优先项目自行选题,并强调健康元素的融入及健康工作参与度,形成余杭独特健康品牌。在项目申报阶段,余杭区健康办以培训、文件形式对年度"一镇一品"建设工作进行了解读,并对申报项目进行审核筛选,对不能突出优势特色、健康元素不明显、操作性不强的项目进行调整,最终发布《关于公布和实施2018年健康余杭"一镇一品"项目通知》确定23个健康余杭"一镇一品"项目。

（二）以问题为导向,强化监督指导

为顺利推进各"一镇一品"项目,抓好质量关,余杭区健康办组织有关部门对全区各镇街、平台"一镇一品"项目进行中期调研和督导。通过听取汇报、现场查看等方式,掌握项目建设进度情况,及时提出意见建议,指出项目建设存在的问题,督促各镇街、平台不断优化完善项目方案,加快推进项目建设。同时,各镇街、平台在项目推进过程中与余杭区健康办积极对接,并适时邀请进行现场考察,及时发现和解决问题。

（三）以惠民为导向,加大健康宣传

以人为本,健康余杭"一镇一品"项目为打造人居健康环境,提供优质的特色健康服务和活动。为推广这些惠民实事,余杭区健康办在各"一镇一品"项目建设进程中大力开展宣传。2018年,全区通过余杭电视台、余杭晨报专栏、余杭发布、健康余杭微信公众号等媒体发布健康余杭"一镇一品"项目信息20余期,各镇街、平台也纷纷利用各自官微主动进行宣传,营造共建共享的良好氛围。

(四) 以结果为导向,落实考核评定

以考核为指挥棒,健康余杭"一镇一品"建设工作被纳入健康余杭建设考核内容,作为各镇街、平台年度重点工作任务。余杭区健康办对"一镇一品"项目实行动态评估,以平时掌握情况、中期评估和年末验收情况严格进行综合评分。经考核,23 个项目中 13 个项目完成情况较好,得满分,10 个项目因健康元素不够突出、成效不够明显、进度滞后等原因被扣分。考核情况将进一步指导健康余杭"一镇一品"项目深入开展,激励各镇街、平台深入开展特色健康建设。

2018 年,健康余杭"一镇一品"项目在全区所有镇街和平台实现健康特色及示范建设全覆盖,所辖各镇街和平台初步建成了独特韵味的健康品牌。"全域健康"成效初显。

将健康理念融入所有政策
成都市以健康细胞构建健康城市

【概述】

　　四川省成都市拥有爱国卫生运动的光荣传统,20 世纪 90 年代创建为国家卫生城市。随着城市的快速发展,成都同样也遇到了生态环境及生活方式变化等带来的健康挑战问题。成都市在探索健康城市建设路径的过程中,积极思考"将健康融入所有政策",形成了"自上而下树立健康理念,从下到上汇聚健康细胞"的健康城市建设工作思路。通过将健康理念融入城市的规划、建设和管理,以健康细胞工程建设为具体抓手,改进自然环境、社会环境和健康服务,全面普及健康生活方式。2018 年,全市居民人均预期寿命达到 80.54 岁,孕产妇死亡率、婴儿死亡率分别低至 6.23/10 万、2.77‰,取得了健康指标持续提升、健康环境持续改善、健康服务持续优化、健康人群持续壮大、健康政策持续融合、健康文化持续弘扬以及健康细胞持续汇聚等成效。并涌现出了新津县安溪镇、都江堰市水月社区等一批健康细胞工程典型案例,逐步实现城市建设与人的健康协调发展。

　　成都是四川省省会,生态环境优美、人文底蕴深厚,有着"天府之国"之美誉,是西部重要的经济中心、科技中心、金融中心、文创中心、对外交往中心和交通、通信枢纽,国家中心城市,常住人口已逾 1 600 万。

　　1958 年毛主席到成都红光公社视察时,对群众运用野生植物"打破碗花花"进行蚊蝇防制的方法大加赞赏。1982 年邓小平同志在陪同朝鲜民主主义人民共和国主席金日成到成都参观农村沼气开发建设及沼气利用时,对农村通过沼气池建设提供能源和防治肠道传染病、寄生虫病工作给予高度评价。1993 年,成都被全国爱卫会命名为"国家卫生城市"。2009 年,成都市参加了世界卫生组织健康城市基线调查项目。2016 年,成都被全国爱卫办正式确定为全国首批 38 个健康试点城市之一,开启了健康城市建设的序幕,并于 2018

年获评"健康中国"年度标志城市。

 一 科学评估健康危险因素

通过健康城市建设基线调查发现,随着城市化进程的加快,市民经济、生活水平不断提高,同时也带来健康威胁和隐患。主要体现在,一是传染病问题仍然存在,成都市流动人口数量大,且人群密度(1 134人/平方千米)明显高于四川省平均人群密度(166人/平方千米),总体传染病发病形式仍然严峻,特别是面临艾滋病带来的挑战;二是慢性非传染性疾病问题日益显现,目前心脑血管疾病、肿瘤、慢性阻塞性肺部疾病、糖尿病等慢性病已经成为严重危害市民生命健康和生活质量的主要疾病;三是老年人口健康问题日益突出,成都因为生活节奏悠闲适合养老,因此老龄化的速度发展很快,早已超过了全国的平均水平,2015年老龄化率为21.17%;四是居民健康素养仍有待提高,2016年成都市居民具备健康素养的人口比例仅为15.6%;五是流动人口健康需求突出,由于成都市具有极强包容性,造成流动人口的大量涌入,从2008年的189万增至2018年的650万,庞大的流动人口群体生活条件普遍较低且缺乏健康相关知识,易对健康产生影响。

通过健康影响因素分析发现,影响全市居民健康水平的主要因素:一是经济高速发展带来的健康问题,成都市GDP增速在10%左右,经济高速增长同时给市民带来了紧张和压力;二是生活环境因素,因特殊的盆地地形而产生的空气污染问题、因私家车快速增长而产生的交通拥挤问题,以及因人口大量增加而带来的人均体育场馆面积不足问题;三是生活与行为方式因素,城市独特的休闲娱乐和饮食文化导致的如长时间坐着打麻将、吸烟以及喜好高盐高油的川菜和火锅等造成的不健康生活方式问题;四是卫生服务因素,包括城乡发展差异带来的卫生资源分布不平衡以及基层医疗卫生服务体系"保底"的作用不突出等问题。

 二 探索上下贯通建设路径

针对全市存在的健康问题及其影响因素,成都市积极探索把健康融入所有政策的实施方式,并将健康细胞工程建设作为健康城市建设的主要抓手,逐步形成"自上而下提升健康意识,从下到上汇聚健康细胞"的建设模式。

(一)自上而下提高健康认识,为健康融入所有政策提供保障

1. 通过将健康成都专题培训纳入成都市委和区(市、县)党校的培训体系,促成各级政府和部门都牢固树立了以"大健康""大卫生""大服务""大共享"为理念的全面健康观,推动了各级各部门在日常工作中更多地从健康角度思考问题,将健康融入经济、社会发展的大格局中,促进自然生态保护、社会和谐及人的全面发展。

2. 引导社会共同参与,依托疾控中心技术力量成立市健康城市建设技术指导中心,旨在负责组织大力推进中心平台化建设,积极通过各类项目形式与在蓉知名高校、科研机构以及社会组织展开合作,共同完成多项健康城市相关课题的研究,全力促进社会力量参与健康城市建设。

3. 提升全民健康素养,开展市民健康教育,动员全体市民参与到健康城市建设中来,树立"自己是健康的第一责任人"的理念。每年举办的全市健康城市共建共享健康知识大赛,从社区到街道乡镇再到各区县进行层层比赛选拔,极大地提升了市民学习健康知识的热情,仅 2018 年直接参与健康知识竞赛的群众超过 20 万人;实施健康生活工具包派发行动,全市五百多万家庭都能够获得包括控油壶和限盐勺在内的健康生活工具包一份,该项目得到政府财政经费专项保障,此举提高了市民的生活品质和健康获得感,激发了市民主动参与健康城市建设的热情。在全市中小学、幼儿园增设一名"健康副校长",通过建立健全"健康副校长"长效工作机制,进一步完善学校卫生工作管理体系,提升青少年学生健康素养,促进青少年学生健康成长。

(二) 从下到上汇聚健康细胞,为健康城市建设夯实基础

1. 确定健康城市建设机制

以健康细胞工程创建为具体抓手,将健康建设任务直接落实到社区、家庭等社会基础单位。通过普及健康知识,倡导健康生活方式,推动健康理念进家庭、进单位、进村社、进乡镇,以建立起一大批具备健康素养的家庭以及具有良好健康环境和健康文化的各类单位,因而推动所在社区健康发展,从而在汇聚大量健康社区的基础上推动健康街道(乡镇)的建设,进而带动区县的整体健康氛围,最终为全面开展健康城市建设打下坚实基础。

2. 率先建标立制

编制《成都市健康细胞工程建设指导方案》及《成都市健康细胞工程评分标准》,明确了成都市健康街道(乡镇)、健康社区(村)、健康单位、健康家庭等的创建标准和评估程序。并结合成都地方特色,制定了健康机关(事业单位)、农家乐以及公园等的创建标准;同时与四川大学合作制定针对区县健康城市建设工作的评价指标体系,并依照地方实际工作确定评价指标权重,形成各区县的健康城市建设指数,更好地指导区县开展工作。

3. 形成评估反馈闭环

健康细胞工程建设工作是一个不断探索、不断完善的过程,开展效果评价便成为持续推动健康建设的重要内容。成都市要求各创建单位在工程周期开始前开展基线调查(或开展社区诊断),了解本地或本单位的主要健康问题,研究制定科学的综合干预策略和措施,并在工程周期结束后开展对同一工程周期建设效果评价,总结经验教训,形成工作闭环(图1)。

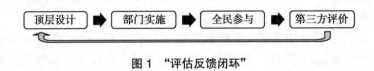

顶层设计 ➡ 部门实施 ➡ 全民参与 ➡ 第三方评价

图1 "评估反馈闭环"

4. 着力打造特色亮点

成功打造了"成都市健康城市建设年度十佳案例"评选活动,每年发动全市各级各行业对身边的健康细胞工程建设优秀实践案例进行挖掘。并经专家推荐,网络投票,评选出年度十佳实践案例,评选活动受到网上千万以上的关注和点击,现已有20个实践案例编入成都市健康城市建设实践优秀案例集。在此基础上形成了可推广可复制的健康城市健康细胞建设经验,并极大地提升了健康细胞工程在群众中的影响力。

三 健康城市建设初见成效

1. 健康指标持续提升

2018年,成都市居民人均预期寿命达到80.54岁,并且呈现出城乡人均期望寿命差距逐步缩小的态势;孕产妇死亡率、婴儿死亡率分别为6.23/10万、2.77‰,在全面二孩政策放开后,存在高龄、有剖宫产史等危险生育因素的孕妇比例猛增的现状下,成都市孕产妇死亡率和婴儿死亡率持续低位运行。

2. 健康环境持续改善

成都市将健康理念融入城市规划建设和管理,实行"三降两提"策略,即降低中心城区开发强度、降低中心城区建筑尺度、降低人口密度,提高中心城产业的层次、提升城市的品质;2018年空气优良天数达251天,PM10、PM2.5平均浓度同比分别下降6.0%、3.9%,Ⅰ~Ⅲ类水质断面比例同比上升6.3%;共建成各类绿道2 600余千米,让市民切身感受绿色生态,提升获得感、幸福感。

3. 健康服务持续优化

全市三级医院达到64家,位居西南之首。积极构建"十五分钟健康圈",即按15分钟步行距离(800~1 000米)为服务半径,规划配置包含至少一家社区卫生服务中心,做到医疗机构服务半径适宜,交通便利、布局合理,方便服务群众。同时在西部地区率先开展全市适龄儿童免费第一恒磨牙的窝沟封闭以及老年人肺炎疫苗免费接种项目。

4. 健康人群持续壮大

建立全市居民健康素养以及成人烟草流行监测体系,并根据监测结果开展有针对性的干预活动,全市居民健康素养水平从 2015 年的 12.9% 上升到 2018 年的 19.3%,全市城区 15 岁以上成人吸烟率从 2015 年的 23.0% 降至 2018 年的 21.6%。

5. 健康政策持续融合

成都在全国率先成立城乡社区发展治理委员会,统筹指导、协调推进治理"城市病";实现健康乡镇建设与特色镇建设协同推进,在原卫生乡镇实现城乡环境综合治理的基础上确立了"高端项目为龙头、生态农业为基础、农家旅游为配套"的健康乡镇产业发展思路,让村民多渠道增收。通过全市健康细胞工程建设效果评价工作发现,健康乡镇的年平均农村居民可支配收入比创建前的增幅为 1.82%。

6. 健康文化持续弘扬

致力打造的"健康成都"专业传播平台——"健康成都官微"在全国卫健部门政务官微排行榜中长期名列第一。通过健康家庭建设的广泛发动,使得健康理念深入人心。群众养成了良好生活习惯,通过效果评价发现,开展健康建设的受调查乡镇居民每日吃早餐的人数比例从 65.5% 提高到 68.3%,参加体育锻炼的人数从 50.4% 提高到 57.5%。

7. 健康细胞持续汇聚

截至 2018 年底,我市建成市级健康街道(乡镇)54 个,健康社区(村)159 个,健康医院 162 所,健康学校 99 所,健康机关 71 家以及健康企业 46 家,健康公园 5 个,健康家庭 4 500 个以上,并涌现出了新津县安溪镇、都江堰市水月社区等一批健康细胞工程典型案例,健康城市美誉度进一步提升。

四　挑战与展望

成都健康城市建设各项任务有序推进,取得了初步成效,同时也面临诸多新的问题和挑战。一是将健康城市理念融入所在地区和部门的各项规划和政策之中,在工作措施和任务落实上还有相当差距。二是庞大的老年人口对如何更好地配置医疗卫生服务资源,降低老年赡养家庭的经济及精神负担,是我市健康城市建设不可回避的课题。三是优质医疗资源总量不足、结构不合理、分布不均衡等问题较突出,基层服务能力较弱,健康"守门人"作用发挥不充分。四是社会多元主体参与健康城市建设的意识还不强,动力还不足,参与渠道不畅通,参与效能还比较弱。

下一步成都市将重点着力以下工作:一是加强各级各部门干部学习培训,提高思想认识水平,将健康城市理念融入城市经济社会发展各项规划、建设与管理中,以新理念推动服务管理创新。二是积极应对城市化、老龄化及全面二胎政策背景下的人口结构变化所带来的多元化健康服务新挑战与新要求,加强人、财、物保障,提升教育、医疗、养老等重点领域的公共服务供给水平与质量,促进健康服务高质量均衡发展。三是坚持"以健康为中心、以预防为导向"原则,从影响健康的源头上综合施策,着力加强政策法规引领。四是着力推动健康城市建设进社区、学校、单位、企业,围绕"提升健康意识、培养健康主人翁"广泛开展群众培训教育活动,推进"大健康"理念深入人心。五是以健康城市指标体系和健康城市发展规划为依据,进一步完善和细化健康城市建设考核及奖惩机制,督促各项工作落到实处。六是广泛借助高校、科研机构、社会组织等专业团队力量,深入持续开展健康资源与健康需求调查研究,积极探索解决我市主要健康问题的新方法、新途径。

成都将积极探索健康城市建设路经,不断满足市民日益增长的美好生活需要,为"健康四川""健康中国"贡献成都力量。

【专家点评】

成都健康城市优秀实践案例介绍了成都市健康城市建设的主要发展历程背景,通过基线调查科学分析发现的主要健康问题及影响因素,全面总结了当地健康城市建设的主要做法和经验、建设成效及挑战与展望,特别是探索把健康融入所有政策的实施方式,将健康细胞工程建设作为健康城市建设的主要抓手,逐步形成"自上而下提升健康意识,从下到上汇聚健康细胞"的建设模式,对于同类城市具有较好的示范作用;典型案例分别介绍了健康乡镇、健康乡村、健康学校、健康家庭不同层次的健康细胞工程建设,对其他同类建设也有很好的借鉴。

案例一 立足川西林盘保护修护 打造健康乡镇

川西林盘是指成都平原及丘陵部分农村地区在长期的社会发展过程中形成的传统散居的聚落,是由传统农家院落和周边高大乔木、竹林、河流及外围耕地等自然环境有机融合,形成的一个个绿岛式的农居环境生态(图2)。"江

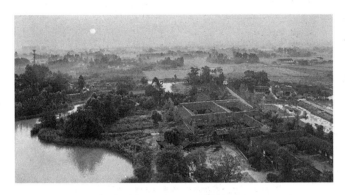

图 2　安西林盘——铁溪古村

深竹静两三家,多事红花映白花""我昔游锦城,结庐锦水边。有竹一顷余,乔木上参天"……这是杜甫笔下的川西林盘,但随着传统农耕生产生活模式日益被规模化、产业化的农业生产方式和城市社区、农村新型社区新型居住模式所取代,川西林盘一度成为农村脏、乱、差的代表,逐渐走向衰败。安西镇位于成都市新津县西部,辖 5 个村,66 个村民小组,总人口 1.48 万,是典型的川西林盘聚集地。在健康城市建设中安西镇以川西林盘的保护修护为抓手,将"大健康"理念融入川西林盘保护修复、农村人居环境整治工程中,促进乡村林盘人与自然和谐共生。

一、主要做法

1. 实施美丽新村行动,打造林盘优美健康环境。一是开展污水整治,改造无害化卫生厕所 500 多户,自来水主管网全覆盖,建设天然气主管道,引导农民改烧煤 / 柴为燃气,推进农村垃圾分类,创造整洁有序、健康宜居的环境。二是建设田园花径乡村旅游环线 10 千米、健康绿道 5 千米以及桤木河健康文化公园、健身活动广场、乡村足球场,配套安装健身器材 10 余处,为群众提供健康休闲活动场所。三是对林盘、墙面、竹林、沟渠等进行川西民居风格景观节点主题塑造,凸显川西民居韵味。

2. 建立"三大载体",打造健康服务平台。一是打造智慧健康管理平台,依托视频监控平台、数字电视网络、110 报警系统平台,构建涵盖社区管理、社区组织、健康服务等内容的智慧化管理平台,实现视频监控入户、一键报警、一键求助等功能,融合家庭医生、社会救助、健康卫生、健康宣传和便民服务等功能,让群众足不出户就可寻医问诊,及时求助,极大提升了社区治理质效(图 3)。二是以健康小屋为载体,配备体重称、自助血压检测仪、骨质疏松风险指数转盘、健康体重转盘以及健康书籍、健康知识桌牌,方便群众自助自测健康指数。

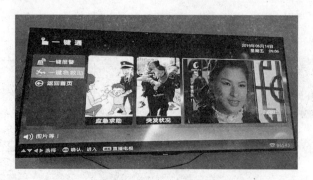

图3　安西镇居民家庭智慧化管理平台

配备健康指导员,开展健康互动,帮助村民们自觉养成健康生活方式。三是建立志愿者工作室为村民提供多元健康服务,如月花林盘王大姐工作室,带领留守妇女学习工艺编织、植物栽培、服装裁剪,为留守儿童提供陶泥、绘画、手工制作等丰富的活动,丰富群众的健康生活情趣,再如杨林盘杨三哥工作室关注群众心理健康,参与邻里纠纷调解,使邻里关系更融洽、更和睦。

　　3. 弘扬林盘文明乡风,积极倡导健康生活。一是通过开展全民健身跑、社区运动会等活动,真正让群众成为健康生活方式的实践者和受益者,形成知晓健康、享有健康、倡导健康的社会新风尚(图4)。二是利用传统节日祭奠先祖,共诵家训、传承良好家风。三是广泛开展爱国卫生宣传,组建健康文艺队,每季度举行健康大宣传文艺汇演。开展"健康家庭""文明家庭"的评选活动,通过典型示范,传递朴素的乡风民俗,传承健康、文明的林盘文化。

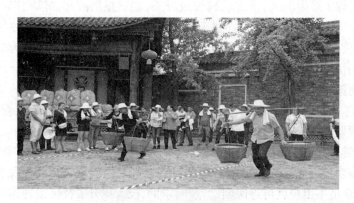

图4　安溪镇群众趣味运动会

二、成效与经验

安西健康林盘的打造,有力促进了群众健康环境的改善、健康服务质量的提升、健康文化内涵的丰富、健康产业的壮大发展。通过健康家庭的示范带动,促进社区群众在自我健康管理、敬老爱老、文明素养等进一步提升。安西镇社区群众经常参加体育锻炼人数占 65.6%;18 岁以上人群吸烟率 21%;主动获取健康知识人数占 21.3%;月花村居民每月使用健康小屋参与自助健康(体重、血压)检测人数达 800 多人次。

安西镇通过林盘环境治理、林盘乡风文化传承、林盘业态转型,推进了林盘环境改善提升、现代农业健康产业发展、健康人文氛围营造,打造具有川西特色的健康林盘,建设宜居宜业宜游的健康新农村,为助力乡村振兴发展,提供了良好的经验。

案例二	健康乡村引领创新发展 利益联出持续动力

都江堰市柳街镇水月社区共有 13 个村民小组,农户 748 户,人口 2 311 人。过去的水月社区同许多传统农村社区一样,老旧散居院落"脏乱差"积弊严重,院落杂物乱堆,林盘垃圾遍地,水沟臭气熏天,群众怨声载道。都江堰以建设省级健康城市试点市为契机,继承和发扬爱国卫生运动优良传统,探索出一条适合当地发展的健康乡村建设路径。

一、主要做法

1. 算好"家庭承包账",管好卫生责任区。以党组织为引领,通过"走院子""坝坝会""乡村夜话"算账宣传、试点先行、以点扩面,以农村家庭为卫生主体责任单位,划定房前屋后林盘等公共部位分户责任区,成立院落自管委会,组织群众头脑风暴讨论确定卫生标准,向每个家庭收取每人每年 20 元的卫生管理费,卫生责任区由各户打扫,每月评为"清洁之家"的每人奖励 2 元,全年 12 个月都被为"清洁之家",个人交费不但全部挣回还能赚 4 元(图 5)。逐步建立了"划定责任区 - 自筹卫生费 - 自扫'门前雪' - 考评得奖励"家庭承包工作推进激励机制,逐渐形成了家家认同、户户交费、人人参与的良好局面。

2. 算好"最美院落账",提升设施配套度。社区依托在乡村环境卫生治理中形成的资金众筹机制成果和群众参与热情,趁热打铁,顺势引导,以院落为单元,以资金自筹为基础,以政府奖励补贴为杠杆,实施了院落配套设施提升工程。在院落党小组和院委会引领下,群众自筹资金改水、改厕、改厨、改圈,开展院落林盘、沟渠整治,常态保持干净卫生。每年底获得乡镇"最美院落"评选可获得奖励 8 000 元,用于购买水泥、砖等建材和文体设施,支持群众投工投劳继续投入硬化入户道路、改造休憩小广场、美化院落等(图6)。

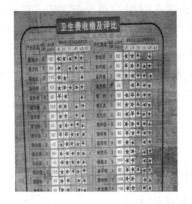 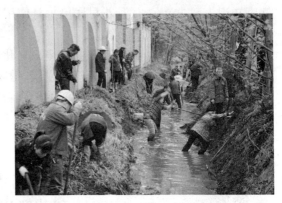

图5 水月社区卫生评比公示牌　　　图6 群众投工投劳进行院落环境整治

　　3. 算好"回报周期账",引领民宿乡村旅游潮。社区凭借农村环境治理的生态本底发展民宿旅游、现代农庄等新兴旅游业态,创新实施了"组建产业协会 - 众筹技术劳力 - 协会联动互促 - 政府助力提升"乡村旅游发展模式。成立民宿旅游协会、工匠协会、无公害蔬菜种植协会等"草根"协会 8 个,动员村民把空余房间甚至婚房、常年外出户把整个小院拿出来搞民宿旅游。社区党支部引导协会抱团、借力发展,民宿协会统一规划营销,群众自己出钱购买材料,工匠协会帮忙改造,降低改造成本;果蔬协会向民宿协会定点配送,民宿协会与果蔬协会客源互引互通,降低了运营成本,增加了运营效益(图7)。同时,政府对乡村旅游经营户数规模达标、积极性高的社区,在旅游宣传、标示标牌设置、乡村节点道路改造等旅游设施配套方面进行重点扶持,进一步激发群众产业发展内动力。

　　4. 算好"健康文化账",彰显田园诗乡健康美。社区所在的柳街镇于 2006年成立的"柳风农民诗社"目前有农民诗人108人,2008年被文化部命名为"中国农民诗歌之乡"。社区充分发挥当地文化优势,在院落墙体上绘制以"健康66 条"为基础的宣传画、小故事,并在宣传画中书写健康诗歌,成为社区健康教育的亮点工作(图 8)。

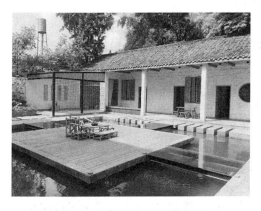

图 7　闲置民居变优美民宿

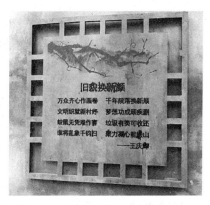

图 8　农民诗人创作的健康诗歌

二、成效与经验

近年来,水月社区通过一系列的"健康细胞"创建活动,结合"林盘医院"和村站建设,已建成 15 分钟就医圈。截至 2018 年,共评选"健康家庭"100 户,通过评选活动,使戒烟限酒、合理膳食等健康生活方式深入人心,社区成年人吸烟比例为 5.7%,经常参加体育锻炼人口比例达 62%。通过农村户厕改造,水月社区无害化卫生厕所覆盖率达 100%,有效降低蚊蝇密度,使虫媒传染病得到了有效控制。

2015 年 5 月以来,水月社区先后有 18 家农户投入资金 150 余万元,改造客房 50 余间,截至 2016 年 8 月,实现营业收入 200 余万元,其中有村民自行投资 5 万元,将自家 150 平方米空余房子打造成民宿旅舍,仅 6 个月实现餐饮、住宿营业收入 9 万余元,净利润 5.2 万元,实现了"三个月建成,半年回本"的周期回报。并在探索健康乡村建设的过程中形成和巩固了"三元化"扁平治理,"三本账"持续动力,"三支柱"建设支撑的"333 都江堰健康农村模式",推动了健康环境大提升、健康产业大发展、健康生活大进步。

1. 形成"三元扁平式"基层治理机制。以健康乡村建设为目标,形成"党支部领导、群众主体、(社会组织)支撑"的基层治理机制,实现了由传统行政命令式管理向扁平式服务治理转变。

2. 形成"三本账"持续动力机制。引导群众算好卫生账、健康账、经济账,形成家家户户期盼发展、参与发展、自助发展、互动发展、持续发展的格局和氛围。

3. 形成"三支柱"健康农村建设模式。秉承建设国际旅游名城的宏大抱负,以名城规划引领 - 本底环境治理 - 文旅业态融合的"三支柱"建设模式,推动了健康环境大提升、健康产业大发展、健康生活大进步。

案例三 **"健康家庭"助力健康城市建设**

在健康城市建设全面启动初期,政府高度重视,部门积极配合,但是如何引导市民参与到健康城市建设中,真正做到共建共享,一直是摆在城市管理者眼前的难题。成都市双流区遵循以人为本、健康优先原则,积极倡导健康生活教育先行理念,充分发挥家庭在健康城市建设工作中的示范带动作用,着力强化"细胞工程"建设,以健康家庭评选活动为抓手,探索出以"家庭"为支点的"杠杆模式",构建了健康城市建设社会化工作格局,有力地推进了健康城市建设。

一、主要做法

1. 明确建设标准。双流区参照国家试行的健康家庭标准,结合双流实际,制定了涵盖生产生活、生理心理等多个方面的双流区 10 条健康家庭评选标准并向社会公开。

> **健康家庭标准**
> 1. 家庭卫生整洁,光线充足,通风良好。
> 2. 厕所卫生,垃圾定点投放,文明饲养禽畜宠物。
> 3. 主动学习健康知识,树立健康理念。
> 4. 养成良好生活习惯,讲究个人卫生。
> 5. 合理膳食,戒烟限酒。
> 6. 适量运动,心理平衡。
> 7. 定期体检,科学就医。
> 8. 优生优育、爱老敬老。
> 9. 家庭和谐,崇尚公德。
> 10. 邻里互助,支持公益。

2. 建立激励机制。由双流区财政拨付专项资金专项用于"健康家庭"评选工作的宣传发动、活动实施、总结评估等工作,并按照"星级健康家庭"2 000元/户和普通"健康家庭"500元/户的评选结果,三年共拨付23万元奖励资金,激励群众特别是农村地区群众的参与积极性。

3. 规范评选流程。严格按照自愿申请(以家庭为单位自主申报)、村社推荐(上报至所在镇街社事办)、镇街初评(联合当地社区卫生服务中心或卫生院筛选评比)、专家评审(区疾控中心审核后邀请省市健康教育所专家评审)、入户考察(根据专家评审结果由工作人员入户调查核实情况)、媒体公示(报纸、电视台、"两微一端"新媒体全覆盖)、表彰奖励(邀请各级媒体宣传报道营造氛围)7大流程,层进式推进评选工作。

4. 扩大宣传影响。组织开展健康家庭厨艺交流活动,邀请有代表性的健康家庭进行现场健康厨艺交流,向社区群众从膳食和运动方面介绍家庭健康经验;组织开展全区健康巡讲,邀请健康教育专家,开展三减三健、科学就医等健康知识讲座,全区开展巡讲27次;参与5 400余人次。

二、成效与经验

1. 自2016年至今,双流区共评选出400户健康家庭,其中星级健康家庭80户。实现了立标杆、树典范、强引导的作用预期,有效地为提高群众健康意识和健康水平建立了良好的社会生态环境,也利于实现以"星级健康家庭"为支点撬动健康村社和健康城市建设的目标。

2. 以家庭为单位的健康教育服务成为健康促进工作的重要抓手。通过健康家庭建设,把文件要求精神切实转变为人民群众看得见、达得到的健康家庭环境和良好生活方式,在较短时间内实现了从个体到家庭再到村社和整个城市环境对健康生活态度的极大改变,有力地推动了健康促进工作的步伐。

具体案例:星级健康家庭成员代表蒲阿姨今年53岁,家中有4种垃圾桶,对家庭产生的生活垃圾进行分类。除了搞好垃圾分类外,蒲阿姨还过起了健康生活。买回专业的测量工具,严格按照每天食用油每人不超过25克的标准做饭,备好测量腰围的尺子、测量体重的秤等工具。每天早晨6点过,拉起爱人与自己一起去跑步。坚持两年以来,她的体重减了五六斤,爱人和儿子摄入的营养更均衡,身体变得更健康。这样来自于群众身边的真实例子还有很多。

健康城市视角下宁波市名城名都建设

【概述】

　　浙江省宁波市于2016年第四次通过国家卫生城市评审,并在被确定为首批全国健康城市建设试点城市以来,市委、市政府始终坚持以人民健康为中心,以巩固国家卫生城市成果、推进健康城市试点建设为抓手,将爱国卫生运动作为推进健康宁波建设战略决策的组织形式,市健康城市建设领导小组、健康宁波建设领导小组和市爱国卫生运动委员会实行三块牌子一套班子,把城市管理、城市经济、城市文化、城市生态等因素融入健康城市建设范畴,突破部门壁垒,建立政府主导、卫生推动、部门协作与公众参与的健康城市建设模式,积极营造健康环境,构建健康社会,优化健康服务,大力发展健康产业,关注并持续改善弱势群体的健康公平,重点抓好健康理念的大事、群众身边的小事、城市发展的实事、社区治理的难事,将社区作为健康城市建设的基础平台,实现健康城市建设纵向到底、横向到边的有机整合发展,着力提升全体人群的健康水平。开展健康城市建设,有效改善城市环境、提升城市品质、提高城市治理成效、促进社会和谐,对于正在努力打造"名城名都"的宁波具有重要意义。2018年,宁波市人群主要健康指标达到世界发达国家的平均水平,位居全国副省级城市前列。全市户籍人口孕产妇死亡率为2.39/10万人,婴儿死亡率1.98‰,人均期望寿命81.61岁,比全国平均水平(77岁)高出4.61岁;全市甲、乙类传染病报告发病率205.95/10万,报告死亡率0.63/10万,医保待遇水平居全国城市前列。

　　宁波市位于我国东海之滨,长江三角洲南翼,是副省级城市和计划单列市,有制定地方性法规权利的较大的市,国家历史文化名城,连续五次蝉联全国文明城市,中国著名的院士之乡,先后成为国家森林城市、园林城市、环保模范城市、生态文明先行示范区试点城市。2018年第九次获评中国最具幸福感城市,第二批"国家公交都市建设示范城市",建成区面积344.02平方千米,市区户籍人口295.6万人。2018年全年全市实现地区生产总值10 746亿元,跻身万亿GDP城市行列,仅用全国0.1%的陆域面积创造了全国1.19%的GDP。全市完成一般公共预算支出1 594.1亿元,增长13.0%,其中卫生健康事业支出72.2亿元。

 一 工作背景

自2004年成功创建为国家卫生城市以来,市委、市政府始终把人民健康放在优先发展的战略地位,把促进健康的理念融入宁波改革发展的全过程全领域,把开展健康城市建设作为提升城市品质、改善人居环境、促进社会经济发展和提高人民群众生活幸福指数的重要载体来抓,进一步加强社会宣传动员,积极出台重大政策措施,着力改善城乡环境卫生面貌,倡导健康文明生活方式,不断提高广大人民群众健康水平,人民群众的获得感、幸福感不断增强。

宁波市经济社会发展"十三五"规划中写入了"深入开展爱国卫生和健康城市建设,将健康理念融入各项公共政策"。2016年11月宁波入选全国爱卫办首批38个健康城市试点城市之一,11月21日在全球健康促进大会国际健康城市市长论坛上,与各国嘉宾分享我市健康城市工作开展成效。2017年初,市政府发展研究中心、市卫生计生委牵头市级有关部门开展了《健康宁波2030行动纲要》起草工作,《行动纲要》既考虑健康宁波全局,又突出健康城市建设的新理念,包括了健康城市、健康村镇建设工作目标和措施,提出了十大专项行动及保障举措。当前,各级各部门围绕健康宁波建设重点任务,着力在工作体制、机制和能力上下功夫,进一步优化综合考评体系,充分发挥各级健康办(爱卫办)的组织协调作用,推动领导小组成员单位各负其责、协作配合,共同落实好环境污染治理、食品安全监管、全民科学健身、乡村振兴、厕所革命、重大疾病保障和健康产业创新驱动等十大专项工作任务。

 二 健康问题

虽然在健康城市建设推进工作中取得了较好成绩,但是快速城市化带来的一系列"城市病"问题仍较为严重,影响我市卫生健康事业发展的体制性、机制性、结构性矛盾和要素制约仍然突出,城市健康治理相对滞后于经济社会发展的问题仍未得到有效解决。

(一)老龄化问题日趋严重

我市自1987年开始步入老龄化,2015年我市老龄化系数(22.4%)分别比全国(16.15%)、浙江省(20.19%)高出 6.25%、2.21%,呈现出人口老龄化、老年高龄化、家庭空巢化等三种明显特征。2017 年 65 周岁及以上老年人口占户籍人口总数的 16.2%,宁波市人口已经属于"超老龄化社会"。宁波不仅老龄化严重,高龄化也表现得十分突出,失能或半失能老人群体庞大。

(二) 恶性肿瘤与慢性病患病率和死亡率居高不下

2018 年慢性病死亡的比例占总死亡的 82.6%,其中肿瘤、循环系疾病(心脑血管疾病)和慢性呼吸道疾病是慢性病死亡的前三位死因。糖尿病发病日趋年轻化,20~59 岁发病人数占总发病人数的 54.94%。全市高血压发现登记人数为 82.62 万人,糖尿病发现登记人数为 23.36 万人。

(三) 环境容量有限和经济持续增长的矛盾日益凸显

环境质量改善任务依然艰巨,PM2.5 年均值离国家二级标准(35 微克 / 立方米)还有差距,部分水体存在波动反弹压力,节能减排压力较为突出,环境资源要素制约依旧趋紧。

(四) 健康产业发展相对滞后

目前我市健康产业经济总量占 GDP 的比重较低。市民健康消费潜力尚未充分释放,生命健康产业仍处于发展初期,行业企业规模较小、布局分散,产业集聚效应尚未形成,产业链关联度较低,行业整体科技支撑力量仍相对薄弱,缺乏高水平研发人员。

 ## 三 主要做法

(一) 加强组织领导

2018 年 1 月,市委、市政府印发《健康宁波 2030 行动纲要》,成立了以市长为组长的健康宁波建设领导小组及办公室,市卫生健康委主任担任办公室主任。为提高工作实效,市健康办与市爱卫办合署办公。市编办批复市疾控中心增挂市健康教育与促进中心,增加 3 个事业编制,由该中心具体承担健康宁波、健康城市建设业务指导工作。2018 年市财政安排健康宁波(健康城市)专项经费 300 万。为完善部门协作机制,建立成员单位联席会议制度和日常工作网络。宁波市委、市政府办公厅印发了《健康宁波考核办法(试行)》,将全市各部门、区县(市)以及乡镇(街道)健康城镇建设工作纳入年度考核范围,并将健康宁波(健康城市)建设工作纳入市政府重点督查工作计划。市委组织部将健康宁波建设工作内容纳入全市市管领导干部学习计划,重点学习习近平总书记关于卫生与健康工作的新思想新论断新要求和健康宁波建设的重大意义、目标任务,让领导干部率先树立"大健康、大卫生"理念。

(二) 强化宣传引导

充分发挥市级媒体在弘扬主旋律、传播正能量作用。市健康办与宁波电视台新闻频道合作,开设《健康有一套》和"健康宁波在行动"专题访谈栏目,并通过官方微信公众号——"健康宁波""健康宁波新闻版",让广大市民第一时间了解宁波最权威、最新的健康资讯,两个公众号粉丝用户已超过 40 万(图 1)。通过政府购买服务方式,在中心城区户外大型 LED 屏、出租车顶屏播放健康宁波公益广告,在居民社区设置 1 000 个点位公民健康素养楼宇电梯广告,在主要道路遮阳棚设置 100 个健康宁波宣传版面。创新健康传播方式途径。充分利用互联网、移动客户端等新媒体传播健康知识,提高健康教育的精准性和实效性。市疾控中心与华数集团合作实现了健康教育云平台试运行,云平台内共接入可控点位 2 600 个,系统内共梳理上传各类健康视频 1 000 余部,实现全市基层医疗机构全覆盖,成为宁波市最大的闭链自主宣教载体和健康教育资源平台(图 2)。

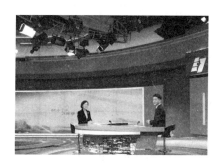

图 1 《健康有一套》节目

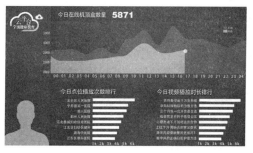

图 2 宁波市健康教育云平台

(三) 将健康融入所有政策

各部门坚持问题导向,树立统一的健康价值观,积极推进相关健康城市建设工作,用政策手段形成合力。市委宣传部结合文明城市创建,提升市民文明健康素养;市体育局着力构建全覆盖、高水平的全民健身公共服务体系,加快体育设施规划建设;市发改委印发《宁波市健康产业发展行动计划》;市教育局全面加强校园食品安全日常管理,完善学校食品安全保障的联防联控机制;市医保局推进医保户籍人口参保全覆盖;市生态环境局加大人居环境综合整治力度;市住建局开展小城镇环境综合整治行动;市综合执法局推进中心城区生活垃圾分类和中心城区"公厕提质行动";市市场监管局实施食品药品安全战略。

（四）创新推进机制

聚焦社会治理热点难点问题,在重点领域创新推进健康城市建设。在智慧健康和互联网医疗建设方面,建设区域影像、心电、超声、病理和临检中心,通过信息赋能,实现诊疗信息的患者跨机构就诊调阅,重复检验检查和用药的智能提醒,健康档案的动态管理。开展医疗服务领域"最多跑一次"行动,全市各医院预约号源实现共享,预约挂号途径涵盖宁波市公众健康服务平台网站、"健康宁波"微信、"医院通"手机 APP、55012320 电话、114 电话、81890电话、数字电视、宁波政务、医生诊间和社区医生等。全市 56 家医院实现分时段预约挂号。各医院在门诊区域放置自助挂号收费机,提供医保卡、支付宝、微信等多途径的支付方式,试点开展诊间免密快捷支付。全民健身方面,在扩大增量上下功夫,出台《关于推进全民健身实施计划加快体育设施规划建设的通知》,其中新建小区、公园绿地、街道社区按规定配建体育场地面积 3 项指标做到"全国率先",打造城市社区"10 分钟健身圈",真正破解"健身去哪儿"难题。

四 建设成效

我市深化医疗卫生服务领域"最多跑一次"改革,借助信息化手段,优化服务流程、改进服务方式、提升服务绩效。医院高峰期挂号现场排队时间缩短至 4 分钟,全市市级医院门诊智慧结算率高达 95.62%,病房智慧结算率已达到 92.31%,在全省率先实行户籍人口一孩、二孩生育免登记,让多数群众实现"零次跑""零操作"。积极打造"互联网＋医疗健康"新模式,"宁波云医院"项目获得"2017 年信息社会世界峰会奖"电子卫生类别大奖及浙江省公共管理十佳创新奖。2018 年,我市代表浙江省接受国家基本公共卫生服务项目现场考核,总成绩名列全国 32 个省和地区第一名。建成全国首家慢性病智能直报系统,实现真正意义上基于人口健康信息平台的"省 - 市 - 县"三级慢性病直报系统,极大提高了大数据利用和分析决策信息化程度,提供了可复制、可推广的"宁波实践"。连续八次荣获"全国无偿献血先进城市"荣誉称号。生活垃圾分类走在前列。截至 2018 年底,中心城区生活垃圾分类收集覆盖面达89%,创建省级垃圾分类示范小区 28 个,垃圾增长率控制在 3% 以内,整体工作在住建部 46 个重点城市名列第三,"垃圾去哪儿了"公益环保考察项目获得 2017 年中国人居环境范例奖,"垃圾分类小宝贝大行动"荣获 2018 年度亚洲区固体废弃物处理沟通宣传奖。持续加大公厕建改力度,根据国家旅游局联合高德地图发布的首份城市开放厕所大数据报告,我市"城市开放厕所人均拥有量"排名全国第一。全面推行"河长制""湖长制"和"湾滩长制",持续推进"五水共治"。2018 年 6 月,通过国家"黑臭水体"专项督查,我市成为全国唯一一个现场核查无"黑臭水体"城市。加快推进公共体育设施建设。新建小区、公园绿地、街道社区按规定配建体育场地面积 3 项指标落实"全国率先"。2018 年度省委省政府健康浙江建设考核成绩被评为优秀。

五 挑战和展望

当前宁波市仍然面临传染病、慢性非传染疾病和重大公共卫生问题等带来的多重挑战。在政策导向方面,"健康优先"发展理念尚未作为所有政府部门的基本责任,促进健康也尚未成为社区和民间社会的重要关注点,健康治理工作亟待从量的扩张向质的提高转型。在健康素养方面,主要体现为群众健康意识、生活方式、就医习惯有待改善。群众对"每个人是自己健康第一责任人"的意识不强,不利于健康的生产生活方式仍然存在。在健康治理方面。主要体现为治理思维、治理能力、治理方式不适应新发展需要。

为此,宁波市将进一步加强全局统筹谋划,结合"三医"联动和"六医"统筹的改革推进,加强部门之间横向协同,做好政策衔接,共同谋划健康宁波、健康城市建设配套政策、机制、体制方面的创新突破,建立快速有效的协同联络机制,构建务实高效的重大事项协商机制,逐步形成较为完善的大健康共建体系,同时强化国际、国内间合作,充分利用国际组织、高校、科研机构、政策研究机构、城市规划机构等资源,提高健康宁波建设技术支撑和创新引领水平。重点培育一批有重点、有特色、有实效的健康区县、健康社区、健康村镇等健康细胞工程,发挥示范引领作用,加快推进健康城市建设,确保健康宁波建设走在全省、全国前列,2020 年实现全国"健康城市试点示范市"目标,为建设名城名都打下更加坚实的健康基础。

【专家点评】

宁波市以健康城市建设作为城市可持续发展的最佳切入点,发布《健康宁波 2030 行动纲要》,成立以市长为组长的健康宁波建设领导小组,强调把人民健康放在优先发展的战略地位,发挥副省级城市有自主制定地方性法规方面的优势,把促进健康的理念融入宁波市改革发展的全领域,从市民普遍关心的健康大数据应用、生活垃圾分类、群众身边体育设施建设等问题入手,有步骤地确定需要优先解决的健康问题,通过规划、建设、服务和管理,聚焦健康重点难点,持续改善健康服务、优化健康环境、提升健康素质,避免和化解城市发展中的各种问题和矛盾,大力推进健康城市建设。如今健康城市的理念在宁波已经深入人心,健康城市建设已经转变为部门和市民的自觉行动。宁波市健康城市建设经验之一是强有力的政府顶层设计,市委、市政府印发《健康宁波考核办法(试行)》,将健康城市建设工作纳入市政府重点督查工作范围,市级各部门相互配合、履职尽责。另外,宁波市构建健康教育云平台,大胆创新健康传播方式,逐渐成为宁波健康城市建设的一张新名片。

案例一 　打造全国智慧健康医疗"样板间"

随着全市医疗卫生信息网络基本建成,公共卫生信息化逐见成效,数字化医院建设不断深化,针对用户健康档案的构建、医疗数据的挖掘、智能私人医生服务、远程视频会诊等范畴的服务还未被充分开发等现实问题,宁波制定了智慧健康二期"一体两翼"的规划,建设"智慧健康云",推进"云医院平台"和"大数据应用研究工作"。宁波目前已建成公众云、公卫云、医疗云和管理云四朵健康云。

"智慧健康公众云",面向社会公众打造健康医疗服务窗口。宁波市目前已有 76 家医疗机构在公众健康服务平台上提供预约挂号、健康管理、医生评价等七大类服务,方便老百姓自主获取所需的服务和信息。2018 年云医院平台注册患者近 25 万人,开展协同门诊 7 698 人次,同时,通过平台将居民电子健康档案向个人开放,居民可以在线查阅门诊、检查、用药、住院、体检等信息(图 3)。通过信息化手段让数据多跑路,让群众少跑路。我市还结合全国保险创新综合试验区的工作,启动了健康医疗商业保险的快赔业务,让商保对象实现线上快速理赔,节省了患者时间,减轻了患者就医支付压力。

"智慧健康公卫云"进一步提升宁波市公共卫生信息化水平。在疾控领域,我市是全国第一个实现传染病三级平台直报的城市。在实现数据源头采集、智能直报的同时,为我市公共卫生大数据的应用奠定了基础,也提升了我市公共卫生服务水平。院前急救信息系统是我市所有智慧健康单体项目里投资最大的,通过信息共享,救护车、急救中心、医院急诊科之间可以实现远程会诊和协同,来指导现场急救,提高院前急救质量。在妇幼健康领域,我市上线母子健康手册,把妇幼保健对象与妇幼保健医生进行连接,将妇幼健康服务整合在一个终端,通过"健康宁波""健康宁波新闻版"微信平台来实现,操作方便,获知信息又及时(图 4)。

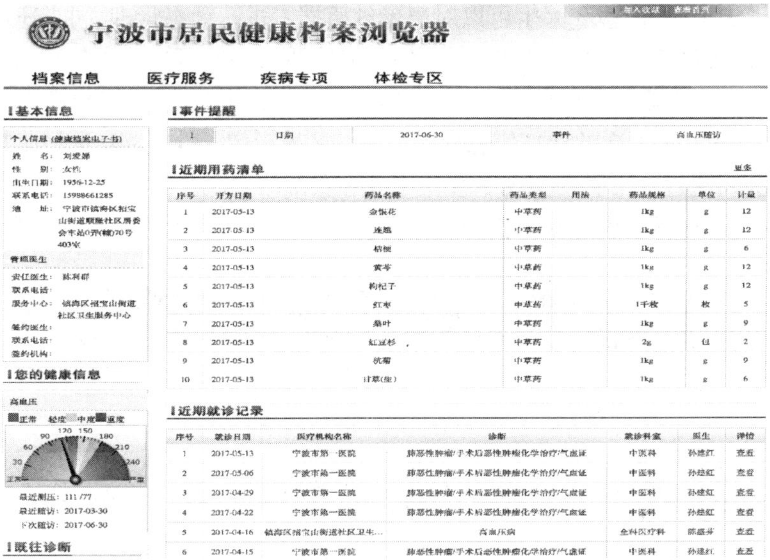

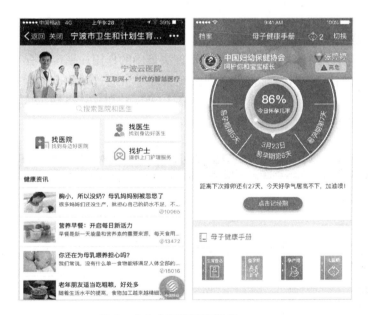

图 3　居民健康档案

图 4　全生命周期健康服务

"智慧健康医疗云"通过区域化的布局、卫生资源的整合共享,为老百姓提供公平可及、系统连续、优质高效的健康医疗服务。已实现电子健康档案全市共享,患者到医院看病,医生可以实时调阅健康档案,关键诊疗信息可以实时提醒;患者走出医院,家庭医生可以对患者健康档案进行动态管理,同时还可以提供后续的社区康复和疾病管理。据统计,我市现有590万户籍人口,800.5万常住人口,已建立规范化居民电子健康档案693万份,共实现了1 500多万次的调阅应用,4 300多万次的诊疗信息提醒应用。区域影像、区域心电、区域临检布局更加完整,通过上下联动实现了优质服务和资源的下沉。区域病理结合数字病理技术实现远程病理会诊服务,大大提高县级医院的病理诊断能力(图5)。

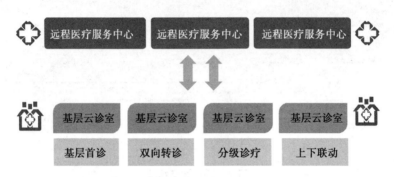

图5 协同医疗

"智慧健康管理云"建立综合卫生管理平台,提高卫生事业和医疗机构运营的精细化管理水平,发挥大数据在管理决策中的作用。平台共有5大类250项指标,目前已开放成熟指标23项。该管理平台通过对我市健康档案、电子病历和全员人口三大数据库资源的挖掘,以及医疗机构运营数据的采集,为我市卫生健康事业管理提供决策支撑(图6)。

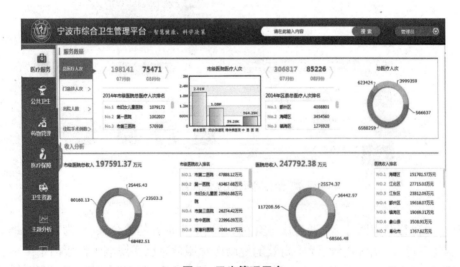

图6 卫生管理平台

案例二　生活垃圾分类精准化、制度化、规范化

宁波市于 2013 年 7 月与世界银行合作启动了世行贷款宁波市城镇生活废弃物收集循环利用示范项目,项目总投资 15.26 亿元(其中,世行贷款 8 000 万美金,市区两级配套资金 10 亿),并筹集社会资金 17.56 亿元,采用 PPP 模式由社会资金独立(或与国有资本合作)建设生活垃圾焚烧厂、餐厨垃圾处理厂、厨余垃圾处理厂等末端处置设施,建立完善厨余垃圾、可回收物、其他垃圾、有害垃圾四类清晰的收运体系。目前,全市生活垃圾处置设施 11 座,其中焚烧厂 5 座(中心城区 3 座)、填埋场 3 座,餐厨厂 3 座,总设计处理能力 1.16 万吨/日。城区生活垃圾分类覆盖面达 89%,市民生活垃圾分类知晓率从最初的 35.7% 提高至 93.7%。城区生活垃圾分类整体工作在全国 46 个重点城市中名列前三。宁波生活垃圾分类从无到有并挺进全国前列,为加快健康城市建设写下了浓墨重彩的一笔。针对居民垃圾分类整体意识不强,分类投放准确率偏低;垃圾中后端处理网络尚未成形,弱化了前端分类收集积极性;垃圾分类配套制度不健全,工作合力有待加强等问题,主要推行以下对策:

一、建立健全政策体系,推进地方立法

2013 年 3 月和 2018 年 3 月,宁波分别出台《宁波市生活垃圾分类处理与循环利用工作实施方案(2013—2017 年)》和《宁波市生活垃圾分类实施方案(2018—2022 年)》,并每年编制年度实施方案。同时,针对不同主体,分类制定专项实施方案,为生活垃圾分类工作推进提供了有力的政策支持。2019 年 2 月市人大表决通过《宁波市生活垃圾分类管理条例》。

二、加强基础能力建设,引导分类收集

目前 6 座大型分类转运站已相继建成并投入试运行。建立了厨余垃圾、有害垃圾单独收运专线,中心城区已设立厨余垃圾收运专线 8 条,有害垃圾集中储存点 8 处;在住宅小区配套设置四类垃圾专用桶,引导居民分类投放。此外,在宁波高新区建立全市首个垃圾分类主题公园,集合了休闲、运动、观赏和垃圾分类知识普及等功能。督促指导各区县(市)进一步调整分类收运体系,落实收运主体责任,撤桶并点,全面推行"定时定点定线路"的公交式"出户直达"一体化收运模式(图 7)。

三、鼓励多方探索创新,提升收运效率

宁波积极推动社会化运作,全面启动第三方评价咨询服务单位参与生活垃圾分类考核评估的工作,加强对各区生活垃圾分类工作的专业化指导和监督。注重信息技术应用,试点推进智慧收集,如鄞州区以东柳街道为试点,率先在全市推出智能化垃圾分类系统,通过线上 APP 和线下子系统结合,为垃圾分类高效管理提供支撑。联合市再生资源办加快推进我市"垃圾分类+资源回收"两网融合体系建设。建立再生资源分拣中心,逐步推广"搭把手"智能回收箱,探索一体化、全品类、智能化回收模式。目前"搭把手"已在 236 个小区推广应用(图 8)。

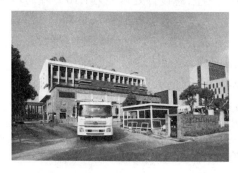
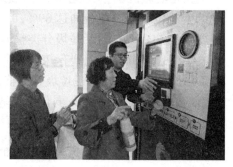

图 7　海曙生活垃圾分类转运站　　　　图 8　"搭把手"智能垃圾回收机

四、推进主体责任的落实落细

以"双百示范"创建为抓手,全面开展居民小区和党政机关等公共机构生活垃圾分类"百日攻坚"行动,对居住小区、单位、学校和酒店进行不打招呼、随机抽取、实地察看、面对面提问的专项督查,并联合甬派、宁波日报、宁波晚报等多家媒体开展跟踪报道。通过约谈、倒查、问责等方式,严格督促各级各部门切实履行职责,确保问题整改到位。

案例三　　积极破解群众身边健身设施短板

宁波市充分利用自然资源,积极引导社会力量参与体育事业发展,通过培育品牌赛事,做好"时尚体育"文章,让城市更具品位与影响力。同时,推进体育设施进文化礼堂、进公园绿地,破解老城区体育设施不足的症结,利用可利

用的一切资源,通过租赁改造、闲置土地利用等手段,不断为老百姓提供更加便捷优质的体育服务。《中国体育报》头版头条以《健身去哪儿 宁波破题》予以报道。

江北区通过推行"体育+公园""体育+三改一拆""体育+绿地""体育+山水资源""体育+商业"等模式,着力加强群众身边体育设施建设,提升体育设施服务效能。近年来,江北先后建成了滨江体育公园、洪塘体育文化公园、上邵体育公园、双古渡公园、绿岛公园、慈城新城云鹭湾体育公园、江北区足球活动中心等一批城市公共运动空间,公园内同步配套了标准灯光篮球场、笼式足球场、气排球场、网球场、健身步道、骑行道等全民健身体育设施,极大地方便了周边居民就近开展体育健身活动。滨江休闲体育公园,总投资4亿元,占地面积达14万平方米,建有7片全场篮球场、4片气排球球场、2片笼式足球场、1片门球场、1片地掷球场,极限运动区、儿童游乐区以及健身步道等,是宁波市最大的滨江体育公园(图9)。全长80千米的北山游步道,将体育融入历史人文和青山绿水,全长36千米的姚江干堤骑行道和绿道,以及全长27千米的五湖片骑行道,成为市民休闲健身的好去处。

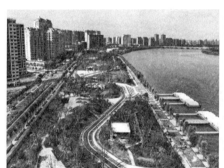
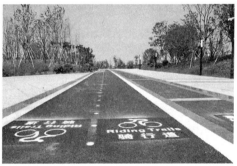

图9 江北区滨江体育公园

海曙区羽航体育将旧厂房改建为总建筑面积6 000平方米的运动场馆,拥有21片标准羽毛球场地和5片乒乓球场地,还充分运用数字化、智能化手段,利用高架桥下的1.2万平方米场地建设智能体育场馆,让市民通过APP预订,凭借电子凭证便可在无人值守球馆进行定时、定点健身。鄞州区东论篮球中心,这座由租赁企业厂房改建的篮球中心成了宁波业余篮球界的"根据地",最高人均日消费不超过25元,受到众多球迷的青睐,与42家体育教育培训机构建立了合作关系,每年接待健身、培训人次超过100万。鄞州区回龙村投资 800 多万元,让文化礼堂同时也成了全村的"村民健身房",全美进口器材的健身设施、24 小时恒温的室内游泳池、动感单车室,由此还吸引近十家社会体育俱乐部来此"开疆拓土",探索出"文化礼堂 + 体育俱乐部"的运营模式。

新起点建设马鞍山健康生态福地
高质量发展幸福智造名城

【概述】

　　马鞍山市是中部地区首个全国文明城市,1993年跻身国家卫生城市行列,2006年启动健康社区、村、学校等健康"细胞"建设,2016年入选全国首批38个健康城市试点市。近年来,马鞍山市深入学习贯彻习近平总书记关于健康中国建设的重要指示和党的十九大精神,贯彻落实《"健康中国2030"规划纲要》《健康中国行动(2019—2030)》,成立市长任组长的健康城市建设领导小组,召开全市卫生健康大会,制定《健康马鞍山建设行动方案(2016—2020年)》和《健康马鞍山建设任务(2018—2020)》,围绕健康环境、社会、服务、人群、文化五大领域,聚焦"42+3"指标体系(42项全国健康城市评价指标,3项本市健康文化、产业、村镇特色品牌指标),实施"三微"健康行动计划,健康马鞍山建设取得明显成效。"微城管"点靓健康城市"面子",让市民全方位多视角深层次参与卫生健康城市管理;"微细胞"做实健康城市"里子",将健康向家庭、单位、农村延伸;"微志愿"增添健康城市"温度",实现"微志愿、微服务→微健康、微文明→大健康、大文明"的转变。历时十多年从健康"细胞"到健康城市实践探索,马鞍山已建成"城区15分钟、农村30分钟"就医圈和城区10分钟健身圈。全市人均期望寿命79.23岁,高于全国、全省水平。婴儿、5岁以下儿童、孕产妇死亡率分别降至2.88‰、4.27‰、13.92/10万。全市注册志愿者比例达13.7%,健康素养水平提升到22%以上,健康社区覆盖率达46.9%。从健康城市首次评价数据看,马鞍山市有21项指标超过或优于全国38个健康城市试点市总体水平,19项超过中位数。

　　马鞍山市位于安徽省最东部,横跨长江两岸,毗邻南京、合肥,是一座正在崛起的工业、港口、绿色、文明、健康之城。现辖3县3区,总面积4049平方千米、总人口 233 万。2018 年 GDP 达 1 918.1 亿元,增长 8.2%,经济总量居全省第三;财政收入 270.66 亿元,增长 10.3%。城乡居民人均可支配收入等指标居全省首位,多项指标达到长三角平均水平。马鞍山城市依山环湖拥江而建,人文风光秀丽,生态环境优美,是中部首个全国文明城市,拥有国家卫生城市、国家园林城市、中国优秀旅游城市、中国人居环境范例城市、联合国迪拜国际改善居住环境良好范例城市、国家科技进步先进城市、国家环境保护模范城市、中国投资环境百佳城市、中国综合实力百强城市等殊荣,2016 年入选首批全国健康城市试点市。

一　健康马鞍山建设历程

马鞍山健康城市建设实践已历经四个阶段(图 1)。

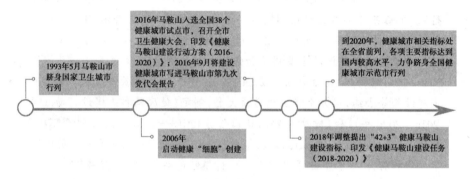

图 1　健康马鞍山建设重要事件

(一)夯实国家卫生城市基础阶段(1993—2005 年)

自 1993 年 5 月获国家卫生城市后,马鞍山市历经第三、四次全国城市卫生检查和 1996 年全国暗访检查,从全民创卫到长效管理、从约束行为到习惯养成、从单纯抓创卫到综合治理的过程,卫生健康工作逐渐融入城市管理的方方面面,城市面貌日新月异,市民卫生意识和健康水平显著提高。

(二)探索健康"细胞"建设阶段(2006—2015 年)

马鞍山市于 2006、2011、2015 年连续 3 次顺利通过国家卫生城市复审。自 2006 年起,在全省率先启动健康社区(村)、健康学校(单位)等创建活动,坚持从微健康"细胞"入手,由点到面,提升卫生创建水平,打造国家卫生城市"升级版"。

（三）启动健康城市试点建设阶段(2016—2017年)

2016年，马鞍山市跻身全国首批38个健康城市试点市，召开全市卫生健康大会，成立由市长任组长的健康城市建设领导小组，市政府印发《健康马鞍山建设行动方案(2016—2020年)》，围绕健康环境、健康社会、健康服务、健康人群、健康文化5个方面，探索提出80项指标任务，推动健康城市建设。

（四）加快健康马鞍山建设阶段(2018至今)

2018年，《全国健康城市评价指标体系(2018版)》印发后，马鞍山市开展健康城市首次预评价，在此基础上，结合实际，适时调整并提出健康马鞍山"42+3"新的指标体系(42项全国健康城市建设指标，3项本市健康文化、健康产业、健康村镇特色品牌指标)，印发《健康马鞍山建设任务(2018—2020)》。2019年，以"实施健康中国行动"为新起点，紧扣健康中国行动26项考核指标，推深做实健康知识普及、全民健身、控烟等15个专项行动，加快健康城市建设步伐。力争到2020年，健康马鞍山建设体制机制逐步完善，全市生态环境、市容环境和居住环境质量明显改善，市民健康水平进一步提高，社会健康服务体系更加健全，人人享有基本医疗卫生服务和基本体育健身服务，健康城市相关指标处在全省前列，各项主要健康指标达到国内较高水平。

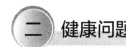 **健康问题**

综合马鞍山市2014—2018年居民死因资料分析，恶性肿瘤居第一位，脑血管病居第二位，心脏病居第三位，损伤中毒2014—2016年居第五位，2017—2018年居第四位，传染病居第十位。从2018年居民生命统计信息来看，主要慢性非传染性疾病(恶性肿瘤、脑血管病、心脏病、呼吸系统疾病)占全死因75.07%。恶性肿瘤、心脑血管疾病、呼吸系统疾病、损伤中毒是威胁马鞍山市居民健康的主要因素。恶性肿瘤和高血压、糖尿病等慢性非传染性疾病成为主要的健康问题，不良生活习惯依然是影响健康的重要因素，职业卫生、环境安全、食品安全等多种健康影响因素相互交织，城镇化发展和户籍制度改革，人口老龄化加速，对居民健康管理和健康城市综合治理提出了新的挑战。

有研究表明，慢性病综合防控对于降低主要慢性病早死概率有积极的影响。为此，马鞍山市将坚持问题导向，以健康城市建设为抓手，因地制宜制定慢性病防控策略，将健康融入所有政策，形成政府主导、多部门参与、全社会动员的工作格局，同时，出台针对危险因素的综合性措施，将危险因素作为干预的重点，进一步提高医疗救治与社会保障水平，对患者进行早诊早治，提高生存质量,降低过早死亡率。

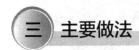 **主要做法**

(一) 建体系、融政策、抓统筹

1. 建体系

2016 年底,市政府出台《健康马鞍山建设行动方案(2016—2020 年)》,聚焦 80 项指标体系,开展健康城市试点工作。2018 年,适时调整提出了"42+3"新的建设指标体系。

2. 融政策

先后出台 220 余项政策文件,将健康融入所有政策。重点出台医疗卫生服务体系规划(2016—2020 年)、医疗机构"十三五"设置规划、"十三五"卫生健康规划,以及全民健身、全域环境整治暨农村"三大革命"、垃圾分类及资源化利用试点方案等;有关部门聚焦智慧城市、森林城市、生态文明、河长制等重点工作,出台系列政策文件,助力健康城市建设。

3. 抓统筹

将健康城市工作写进市第九次党代会报告和近三年市政府工作报告,纳入全市五大发展行动计划、市委深化改革年度重点任务、市政务目标考核重点项目,定期督查调度,统筹推进重点任务落实。

(二) 固基础、育"细胞"、优服务

1. 固基础

投资 2.5 亿元改造提升 47 个老旧小区。坚持"小厕所、大民生",新改扩建 350 座旅游和城市公厕。开展农村环境"三大革命",分 3 年改造 16 万座自然村户厕。建设 100 座农村污水处理设施,升级改造 110 座中心村污水处理设施。在全省率先实现市、县数字城管一体化管理。实施生活垃圾分类试点、餐厨垃圾集中收运处置,和县成为全国 100 个垃圾分类试点县之一。2018 年实施烟花爆竹禁放、犬只规范管理、共享单车治理,城市环境面貌极大改观。实施全民健康保障工程,建设市卫生应急指挥处置中心。推行"明厨亮灶"工程,马鞍山市获安徽省食品药品安全城市称号。坚持卫生创建问题导向,建立健全网格化包保机制,持续开展八个专项行动,2018 年再次顺利通过全国暗访复审,持续蝉联国家卫生城市称号。

2. 育"细胞"

制定健康社区(村)、学校(单位)、家庭等考评办法,目前,全市健康"细胞"

总量达 1 296 个,较 2016 年底翻了一番。全市现有国家卫生县城 1 个、省级卫生县城(乡镇)8 个,实现省级卫生县城全覆盖。当涂县跻身全国健康促进示范县。

3. 优服务

市政府制定公立医院管理、医联体、医共体建设等一揽子改革方案,形成马鞍山特色的"331"城市医联体模式。加快县域医共体向紧密型医共体建设转化。推进市级医联体(专科联盟)建设,实现博望区 20 万人口医防融合。建立"1+1+1"家庭医生签约服务机制,组建家庭医生团队 553 个,签约服务 78.07 万人,贫困人口签约率达 100%。实施健康脱贫工程,农村贫困人口医疗费用平均实际补偿比达 93.2%。马鞍山第六次蝉联"全国无偿献血先进市"称号,花山、雨山区分别获国家和省级慢性病防控示范区。

(三) 铸品牌、抓宣传、促交流

1. 铸品牌

大力优化健康环境,2018 年马鞍山市空气质量居全省第四,创历史最好水平。马鞍山市获全国城市黑臭水体治理示范城市。创建国家级生态乡镇、村、绿色社区 6 个。组建马鞍山市心理健康中心,启动全国社会心理服务体系建设试点市建设。和县、花山区在全国"万步有约"健走大赛中获奖。改造提升"四园一馆",建成花果山、东湖、博望河、当涂县凌云山健康主题公园和市中学生实践基地健康教育馆;完成马鞍山市健康教育云平台一期建设,首批 300 个终端已投入运行。新市、香泉 2 个镇跻身安徽省首批健康特色小镇。"微城管""微急救""微心理健康""微健康细胞""微志愿服务"等品牌建设,已成为健康马鞍山靓丽名片。

2. 抓宣传

在城市主出入口设置健康城市大型标语牌,在市主流媒体开设《健康城市》《健康有约》《健康教育》等专栏宣传健康城市。开通"健康马鞍山"微信公众平台,累计推送健康科普信息 1 800 余篇,关注阅读量达 15 万人次;开通 12320 卫生热线,接受群众健康咨询 6 000 人次;成立马鞍山市健康巡讲团,开展名医名家走基层活动,每年举办健康大讲堂、街头宣传 150 余场次,印发各类健康材料 10 余万份。在报纸、电视、电台宣传报道 1 400 余次,刊播健康公益广告 1 580 条次,在省、市政府网站发布信息 2 100 余件。

3. 促交流

先后在全国卫生创建和健康城镇建设(威海)会议、安徽省卫生创建和健康村镇建设(铜陵)会议、2019 年全省卫生健康工作会议,以及推进长三角区域健康城市发展合作圆桌(嘉定)会议上交流了健康马鞍山建设情况。赴威海、苏州、宁波等地考察健康城市建设工作,学习借鉴其他试点城市经验,指导健康马鞍山建设实践。

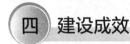 **四 建设成效**

历经 13 年健康"细胞"建设探索和 3 年的健康城市试点实践,马鞍山市已建成"城区 15 分钟、农村 30 分钟"就医圈和城区 10 分钟健身圈。以 2005 年为基线,马鞍山市人均期望寿命增长到 79.23 岁,婴儿死亡率由 9.55‰降低到 2.88‰,5 岁以下儿童死亡率由 11.51‰降低到 4.27‰,孕产妇死亡率由 56.2/10 万降低至 13.92/10 万,注册志愿者由 8.47%(2017 年)提升到 13.73%,市级健康社区覆盖率达 46.9%,健康素养水平提升到 22% 以上,环境空气质量优良天数占比由 65.2%(2017 年)提升到 70.4%;人均期望寿命、公共绿地面积等指标,高于全国、全省水平。从 2018 年健康城市首次预评价数据看,马鞍山有 21 项指标超过或优于全国 38 个健康城市试点市总体水平,19 项超过中位数;从 2019 年第二次评价数据看,马鞍山更进一步,又有 34 项指标较上年度有所提升,健康马鞍山建设取得阶段性成效。

五 挑战与展望

健康城市建设是一项长期的系统工程,涉及城市建设和管理方方面面。目前,马鞍山市与一些省会城市(区)和经济发达的试点市相比,健康城市特色亮点尚不够突出。主要表现在:①少数指标仍处在全国全省平均水平线下,如:国家卫生县城(乡镇)占比、每千人口医疗机构床位数等;②健康产业不发达,健康产业体系不够健全,产业规模、发展水平和创新能力落后于同类城市;③健康信息化程度不高,远程医疗、云服务等工作与群众健康服务需求不相适应;④具有马鞍山特色的健康小镇等健康城市品牌还需要提升。

建设健康城市,马鞍山既有地处长三角的区位优势,又有卫生健康创建起步早、群众参与基础好的优势。下一步,马鞍山市将贯彻国务院关于实施健康中国行动的意见,立足"生态福地、智造名城"城市定位,牢固树立大卫生、大健康观念,聚焦当前全市人民群众面临的主要健康问题和影响因素,从政府、社会、个人(家庭)3 个层面,协调推进实施 15 个专项行动,全力打造健康马鞍山,进一步增强全市人民健康获得感和幸福指数。

(一)紧盯国家指标

紧扣健康城市 5 大类、20 项、42 个三级指标,以及"6+x"(6 个规定动作、

x 个自选动作)建设要求,紧扣健康中国行动考核指标框架确定的 26 项重点指标,聚焦健康马鞍山"42+3"建设指标,坚持问题和特色导向,扎实开展健康知识普及、全民健身、控烟等 15 个专项行动,重点在环境空气质量优良天数占比、国家卫生县城(乡镇)占比等指标上,奋力补齐短板,缩小与先进城市的差距。积极参与长三角区域爱国卫生和健康促进工作合作平台建设,落实长三角健康城市合作联席会议制度,推动区域结对交流、项目合作、学术研讨,强化联防协同,分享先进地区经验做法和实践案例。

(二)紧抓工作重点

聚焦健康马鞍山建设指标体系,落实年度重点工作清单。将工作重心转向全民健康。抓实卫生健康资源优化配置、健康生态环保、全民健身运动、健康产业发展等政策落地。成立健康马鞍山行动推进委员会及其办公室,协调推进健康马鞍山行动(2019—2030)组织实施、监测和考核相关工作。落实月调度、季评价、年考核机制,并纳入全市目标管理考评体系,以考核推落实、促成效。

(三)紧谋特色亮点

抓好规划引领,制定《健康马鞍山行动(2019—2030)组织实施和考核方案》,出台健康产业发展、健康细胞示范工程建设三年行动计划。开展试点示范,实施健康素养提升、健康细胞示范工程,深化健康特色小镇创建。推进健康教育云平台二期项目建设,深化"百名专家千名医师送健康"活动。持续聚焦"微城管""微急救""微心理健康""微健康细胞""微志愿服务",以及垃圾分类试点、控烟、全民健身等领域,打造特色品牌,着力在医疗服务、健康食品、健康养老、健康旅游、健康体育、健康养生等业态方面,打造健康产业特色品牌示范点。通过全市上下共同努力,确保马鞍山市主要健康指标走在全国、全省前列,力争跻身全国健康城市示范市行列。

【专家点评】

马鞍山在大卫生大健康理念指导下开展健康城市建设,良好健康治理等策略及客观的数据,充分地展现了当地健康城市建设的主要做法和经验。总体部分全面总结分析了马鞍山市健康城市建设的主要发展历程,不同时期面临的主要健康问题、主要做法、建设成效及挑战与展望,典型案例中主要介绍了马鞍山市积累的"三微"(微城管、微细胞、微志愿)典型经验,对于同类城市具有较好的示范作用。

案例 "三微"实践让健康马鞍山无"微"不至

开展健康城市试点,马鞍山市积累了"三微"(微城管、微细胞、微志愿)典型经验,让健康无"微"不至。

一、"微城管"点靓健康城市"面子"

马鞍山市是一座正在崛起的工业之城,从 2014—2018 年居民死因资料分析来看,恶性肿瘤居第一位,呼吸系统疾病位列第四、五位。为持续改善城市卫生健康环境,有效降低相关疾病的发生,马鞍山市围绕"让空气更清净、让环境更优质、让城市更整洁"的目标,创新"微城管"城市治理,实现城市管理的精细化、品质化、智慧化、科学化。全力推进城市绿色发展、健康发展,推进水清岸绿产业优、美丽长江(马鞍山)经济带建设,着力打造"生态福地、智造名城"。

马鞍山市于 2018 年 5 月开通"微城管"微信公众服务平台。"马鞍山微城管"着力打造"随手拍""微资讯""微服务"三个服务版块。"随手拍"让群众参与到城市管理工作中来,实现城市管理全覆盖。"微资讯"涵盖"城管微动态、焦点视频",及时发布城市管理方面的政策法规、工作动态资讯,让城管工作更加公开化、信息化、透明化。"微服务"设有"志愿者认证"模块。

"马鞍山微城管"让群众全方位、多角度、深层次地参与了解城市管理,增进市民对城市管理工作的知晓度、参与度和认可度,实现与市民"零距离沟通、零距离互动、零距离服务",打造新时代"全民城管、智慧城管、贴心城管"。"微城管"开通一年来,"随手拍"共接收 5 500 余名市民的投诉举报案卷 11 000 余条,其中通过"随手拍"功能报送市区范围内道路及公众场所的城市管理相关问题达 6 733 件,数字城管指挥中心对报送的问题进行甄别、分类、登记后,立案派遣至处置责任单位限时解决,并及时向报送人反馈处理情况,目前已结案 6 705 件,处置率 99.6%。为鼓励市民积极参与,市城管部门对报送的问题,经审查符合采用标准并立案后,会向报送人发放 1 元微信现金红包,同时参与积分排名。对市民上报的重大典型类案卷,经查实后,给予 200~500 元微信现金红包奖励。对月度积分排名前 6 名的热心市民给予 100~300 元现金红包奖励。每年 5 月,对年度积分排名前 10 名的热心市民授予"城市管理热心市民"称号并颁发荣誉证书。"微资讯"共发布 610 条动态资讯,让政务与服务并重成为现实。"微服务"搭建"便民服务"模块,包含"找公厕、公共自行车、便民通知、城市管理综合热线、城管特色地图,意见建议"等功能,以群众需求为导向,实实在在地服务群众;上线以来,已有150余名市民通过申请、认证加入马鞍山城市管理志愿服务总队,参与相关志愿服务。

二、"微细胞"做实健康城市"里子"

健康城市是由千千万万个健康"细胞"支撑起来,建设健康城市必须从微健康"细胞"入手。从2006年开始,马鞍山探索提出了具体的健康"细胞"行动方案,在全省率先开评"健康社区""健康学校"。十多年来,特别是近三年,为推进健康马鞍山建设,又提出了健康"细胞"集聚工程,在原有"健康社区""健康学校"的基础上,将健康向家庭、单位、农村等社会组织细胞延伸。制定健康社区(村)、健康家庭等考评办法,目前,全市卫生健康"细胞"总量已达1 296个,较2016年底前翻了一番。仅2018年,全市新增1个省级卫生县城(含山县城)、4个省级卫生乡镇(佳山乡、新市镇、运漕镇、黄池镇)、33个省级卫生村、14个省级卫生先进单位。目前,全市有国家卫生县城1个、省级卫生县城2个、省级卫生乡镇6个,实现了省级卫生县城全覆盖。当涂县跻身全国健康促进示范县。全市已建成健康社区(村)69个、健康学校37个、健康单位21个、健康家庭444个、各类无烟单位119个、健康主题公园4个、健康一条街1个和全民健康生活方式示范单位74家,健康促进医院试点6家。

三、"微志愿"增添健康城市"温度"

志愿服务是现代社会文明健康程度的重要标志,是新形势下推进文明城市和卫生健康城市建设的有效途径。志愿服务体现着公民的社会责任意识,是人们自觉为他人和社会服务、共同建设美好健康生活的生动实践。建设健康城市必须坚持政府主导,全民参与,共建共享,形成大卫生、大健康的社会创新治理格局。"微志愿"是实现健康城市的有效载体,志愿服务领域宽、渠道广,能够广泛动员社会资源,有效弥补政府和市场服务的不足。为此,马鞍山市提出"微志愿"理念,倡导人人都是志愿者,人人参与志愿服务,用每一位市民的力量去激活整个城市的文明和健康基因,实现"微志愿、微服务→微健康、微文明→大健康、大文明"的转变。"赠人玫瑰,手有余香"。"微志愿"服务成就了马鞍山独有的城市文明基因和健康品牌。

数十载风雨无阻,一代代薪火相传。近年来,马鞍山市"微志愿"服务积极创新,以制度保障推动,用典型引领带动,用项目落实行动,志愿组织队伍不断壮大,志愿活动蔚然成风。大大小小的志愿服务组织早已遍布城乡各个角落,"奉献、友爱、互助、进步"的志愿服务精神深入千家万户。据统计,马鞍山市目前共有志愿服务组织1 300多个,全市注册志愿者达32万人,较两年前提升2倍,涌现出叶连平留守儿童之家、马鞍山健康公益素食馆、周圣清平安志愿服务队、马鞍山市稀有血型志愿者服务队等一大批在全国、全省有较大影响的文明健康志愿服务品牌,让"生态福地、智造名城"爱意涌动,也为这座城市在文明健康标尺上一次次标刻下新的高度。

马鞍山健康公益素食馆是 2015 年 10 月由本市 8 位爱心人士发起、100 位爱心股东参与、众筹成立的安徽省首家具有自造血功能的纯公益素食餐厅,全部利润用于助老、助残、助学、救灾、帮困、环保、传统文化推广等公益项目。该馆开业以来,共有 44 万人次爱心市民前来就餐,营业额达到 770 余万元,累计投入公益资金 82 万余元。公益善食馆志愿服务总队注册志愿者达 8 560 余名,开展志愿服务 22 600 余人次。已送出 1.4 万份免费"爱心助老营养餐",价值 16.8 万元。每周日上午,公益善食馆开展"益起来助学义卖"活动,已累计义卖 100 期,筹得义卖善款 8.4 万元,资助本市 61 名品学兼优的贫困大中小学生。

瞄准着力点　夯基固根本
全力打造健康烟台

【概述】

　　围绕习近平总书记提出的"实施健康中国战略",烟台市始终站在城市发展全局的高度来谋划和推动健康城市建设,以保障人民群众健康为出发点和落脚点,把健康城市建设过程变成环境持续改善、服务持续优化、群众持续受益的过程。在具体建设推进过程中,烟台市主要从三个方面着重做好工作:一是强化政府主导,顶层推动健康城市建设;二是围绕城市发展战略、宜居宜游城市建设、平安建设、医疗卫生体制改革和倡导健康生活方式五大领域,齐心协力推进健康城市建设,例如福山区清洋街道福惠社区打造800多平方米社区卫生用地,龙口市抓实领导督导机制,建立微信群实时分享问题与解决清单;三是壮大"细胞工程",夯实健康城市微观基础。1992年,烟台市被确立为国家卫生城市。2016年11月,烟台市被全国爱卫办确定为全国首批健康城市试点市。2018年,烟台市顺利通过了国家卫生城市复审。目前,烟台市已连续五届蝉联全国文明城市、连续七届蝉联全国社会治安综合治理优秀城市称号,并获得了联合国人居奖、国家历史文化名城、中国食品名城等众多荣誉称号。

一　背景

　　烟台,是山东半岛的中心城市之一,是环渤海地区重要的港口城市,中国首批14个沿海开放城市之一。全市土地面积13 745.95平方千米,市辖4区、1县、7个县级市,海岸线长909千米,濒临渤海、黄海。2018年末,烟台市常住人口712.18万人,位居中国百强城市排行榜排24位。2018年GDP为7 832.58亿元,实际增速6.4%。2018年11月,入选中国城市全面小康指数前

100名。同年12月,被评为中国内地最佳地级城市第8名。

自2016年11月烟台市被全国爱卫办确定为全国首批健康城市试点市之后,烟台市以保障人民群众健康为宗旨,通过持续推进高层机制建设,将健康城市建设与城市发展战略、宜居宜游城市建设、食安平安建设、医疗卫生体制改革、倡导健康生活方式相结合,不断推进健康细胞工程建设,夯实健康城市建设微观基础,充分发挥青少年社工和青年志愿者在健康城市建设中的助力作用,聚焦打造"健康文化"和"健康社会",构建具有烟台特色的健康城市建设。

二　健康问题

如今,快速城市化进程使越来越多的城市患上了如人口过快增长、环境污染、交通拥堵、工作生活压力增大等"城市病",居民健康面临前所未有的挑战。数据显示,山东省肺癌、胃癌、食管癌、急性心肌梗死的死亡率明显高于全国平均水平。经大数据分析,四大疾病的高死亡率与男性吸烟率和饮酒率高、胃幽门螺旋杆菌阳性检出率高、体重超标、缺乏运动和农村不清洁燃料使用等山东省居民面临的危险因素密切相关。

三　主要做法

(一) 强化政府主导,顶层推动健康城市建设

1. 加强组织领导

烟台市委、市政府始终以保障人民群众健康为宗旨,持续推进高层机制建设。市政府成立了健康城市健康村镇建设工作领导小组,负责指导、协调全市健康城市健康村镇各项工作。各级政府把健康城市建设工作摆上重要议事日程,在组织上加强领导、政策上倾斜支持、投入上全力保障,同时出台系列配套文件,制定了健康城市建设"路线图""时间表",真正将健康城市建设融入各项政策之中,有序推进健康城市建设(表1)。

2. 建立考核评估机制

为扎实推进健康城市建设,将健康城市健康村镇建设工作纳入全市人口和计划生育目标责任制、医养结合示范市、"看病就医"以及科学发展观等考核,定期组织开展建设效果评价,推动健康城市建设持续改进,良性发展。

3. 广泛宣传发动

自我市被确立为首批健康城市试点市以来,市政府相继召开了国家健康

表 1　烟台市出台健康城市健康村镇建设工作相关文件

序号	发文时间	发文单位	文件名
1	2016.11.16	烟台市委办、市府办	市委办公室市政府办公室印发《关于建设健康城市健康村镇的实施意见》的通知
2	2017.9.18	烟台市人民政府办公室	烟台市人民政府办公室关于成立烟台市深化医药卫生体制改革工作领导小组等议事协调机构的通知
3	2017.10.31	烟台市健康城市健康村镇建设工作领导小组办公室	关于公布烟台市健康城市健康村镇建设工作领导小组办公室成员名单的通知
4	2017.11.10	烟台市健康城市健康村镇建设工作领导小组办公室	关于印发《烟台市健康城市健康村镇建设发展规划(2017—2020 年)》的通知

城市建设动员会、协调推进会,并邀请国家知名专家,对各县市区党政、市直部门主要领导进行了健康城市健康村镇建设业务培训。在市卫生健康委官方网站开设"健康城市"专栏并设立微信公众号(ID:jkcsbgs),定期对我市健康城市健康村镇建设工作进行宣传,目前,微信公众号已推送报道 200 余篇,得到了市民朋友的广泛关注(图 1)。

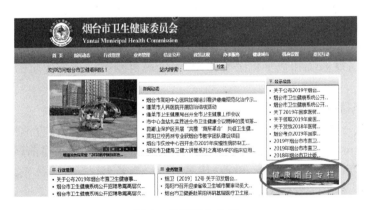

图 1　健康烟台专栏

(二) 围绕"五个结合",齐心协力推进健康城市建设

1. 坚持健康城市建设与城市发展战略相结合

围绕建成全国健康城市建设优秀城市的目标,全力推进烟台走向人、产、城"三位一体",生产、生活、生态"三生协调",宜居、宜业、宜游"三宜融合"的

发展道路,创新发展健康、养老、文化、体育、旅游"五大幸福产业",打造城镇社区 15 分钟文化健身圈、医疗服务圈、便民生活圈,推动法治、平安、和谐烟台建设上升到新水平,确保健康城市建设融入城市建设发展的方方面面。

2. 坚持健康城市建设与宜居宜游城市建设相结合

大力推进空气、水、土壤治理,扎实开展环境空气质量全面优化行动,推进污染物减排,实行最严格的水资源管理制度,促进环境质量总体改善。完善城市基础设施建设,加强交通网络、地下管网、供水供电等公共设施建设,增强城市污水和垃圾处理能力,逐步实现城市污水全收集、全处理,生活垃圾处理减量化、资源化和无害化。改善城乡环境面貌,强化农业面源污染治理,推进美丽宜居村庄建设,为人民群众创造健康的生活环境。

3. 坚持健康城市建设与食安、平安建设相结合

持续推进"食安烟台"品牌建设,完善日常监管、检验检测、质量追溯、诚信自律四大体系,提升依法行政、信息化监管、应急处置、社会共治四种能力,努力把烟台打造成为全国食品消费最安全、最放心的地区之一。大力开展平安城市建设,强化治安防控和消防管理,健全公共安全管理机制,完善应急体系,提高处置能力,营造让人民群众放心、安心的治安环境。注重将安全健康理念融入企业生产经营,规范落实监管责任和主体责任,严防重大生产安全事故发生。

4. 坚持健康城市建设与医疗卫生体制改革相结合

不断深化管理体制、补偿机制、价格机制、人事编制、收入分配等方面的综合改革,实施基层帮扶提升、中医药服务能力提升工程,加快健康信息平台、远程医疗系统和数字化医院建设,为人民群众提供更加优质的医疗卫生服务。

5. 坚持健康城市建设与倡导健康生活方式相结合

健全公共体育设施,大力开展全民健身活动,加强学校体育工作,强化道德文明建设,倡导群众养成科学合理的生活习惯,推动健康关口前移。加强社会保障体系建设,健全医疗、就业、住房、教育、养老等社会保障体系,提高社会救助水平,缩小城乡社保差距,保障不同群体生活健康。

(三) 壮大"细胞工程",夯实健康城市微观基础

1. 以建设健康社区为重点,突出健康主题公园建设、健康步道建设、健康大讲堂建设和公共文体设施建设。老城区创造条件,以改造和置换等方式,在居民区内增建必要的娱乐健身设施,新建城区全部规划建设文娱、体育、绿道等场所,推动各类学校、单位的体育场地设施向社会公众开放,逐步实现市民生活区步行 15 分钟健身圈,为社区居民娱乐、休闲、健身提供了方便。

2. 以建设健康学校、企业、机关事业单位为重点,开展无烟学校、健康学校、安全学校等活动。通过"小手拉大手",以孩子带家长,从学校到家庭,培养健康人群。在企业和单位强化控烟措施,落实健康体检、职业健康检查、职业防护、安全管理等制度,营造相互尊重、和谐包容的单位文化,创造有益于健康的环境。

3. 以建设健康家庭为重点,以整洁宜居的环境、便民优质的服务、和谐文明的文化为主要内容。我市大力广泛开展"健康进万家幸福伴我行"主题活动,通过策划一台文艺演出、组织一批专家现场义诊、发放一宗健康宣传品、摆放一套健康宣传看板、赠送一批控盐控油勺等,让健康理念进入千家万户。开展宣传品进村入户主题活动,围绕优生知识的普及,向所有婚育对象免费发放《三优》丛书、《科学育儿》丛书10万套(册)。围绕免费孕前优生健康检查项目向所有目标人群发放《优生指南》光盘和《帮你生个好宝宝》折页10万盘(份)。围绕人生旅程各生命周期健康知识的普及,发放《健康烟台与你同行健康教育丛书》,内容涵盖健康素养66条、青春期性健康、新婚期科普指南、中老年期保健及慢性病防治等内容。

4. 以推进"智慧医疗"为重点,建立健全动态电子健康档案、个人诊疗记录等健康信息库。全面推动医院联网,开通医院专家门诊预约等多项服务;推进家庭医生"签约制"及双向转诊,逐步改变大小病种都挤向大医院的状况;完善"12349"居家服务电话等社会服务平台功能,让更多市民享受到便捷、贴心的健康服务。

四 建设成效

目前,烟台市市区空气质量达到国家二级标准,荣获国家卫生城市、全国绿化模范城市、国家森林城市、全国水生态文明城市、国家首批食品安全示范城市、联合国人居奖、国家历史文化名城、中国食品名城等众多荣誉称号,已连续五届蝉联全国文明城市,连续七届蝉联全国社会治安综合治理优秀城市。2018年末全市森林覆盖率为36.35%,全年市区环境空气质量指数(AQI)优良天数为302天,较上年增加9天。空气质量优良天数比例为84.9%。全年全市居民人均可支配收入34 901元,比上年增长8.1%。居民健康素养水平稳步提升,人均预期寿命达到79.73岁,儿童健康管理率达到91.9%,健康知识普及率达90%以上。目前全市共建成健康主题公园40个、健康步道40条,健康教育基地10处,健康细胞工程750个,全市14个乡镇、31个村被评为省级健康村镇试点,数量位居全省首位,进一步扩大了我市健康城市健康村镇建设的覆盖面。

五　挑战与展望

烟台市在推进全国健康城市试点市建设中,取得了阶段性成效,但离国家的要求、群众的期盼,还有许多不到位的地方。一是在健康城市健康村镇建设工作中,工作创新和前瞻性还不够到位,存在着薄弱环节。二是健康城市健康村镇建设工作的实施力度还有待进一步加强。下步,烟台市将进一步扩展健康城市建设的外延,不断丰富蓝色、文明、幸福城市的内涵,加强前瞻性研究,搞好工作创新,将健康城市建设的过程成为环境持续改善、服务持续优化、群众持续受益的过程,全力打造健康城市建设烟台模式。

【专家点评】

烟台市从三个角度凸显健康城市建设成效。一是政府重视,政策有突破。烟台市的领导重视突出表现在顶层设计上,形成了一张健康城市领导网络,目的明确为城市发展打基础,全力推进烟台走向人、产、城"三位一体",生产、生活、生态"三生协调",宜居、宜业、宜游"三宜融合"的发展道路,科学有序的建设解决各时期的难题。例如,福惠社区利用城区改造的契机专门留出 800 平方米的社区空间打造老年活动中心、日间照料与居家养老信息服务中心等社会公益机构,创新了"健康老年人"社会养老新方法。二是营造健康媒体网络,实现了健康城市媒体先行。在政府、专业部门和服务机构分别开设了健康教育与社会发动网络,各层级的健康城市微信号持续发布建设信息和建设中的问题清单,做到了全社会知晓与参与,营造健康媒体网络,实现了健康城市媒体先行。三是打造农村健康社区,创建宜居环境。利用新农村建设的契机,龙口市新嘉街道王格庄村打造的农村健康社区特色鲜明,不仅有健康的农村新社区环境,还注重图书馆等健康文化的建设,有助于提高农村人口的健康水平。

案例一　　蓬莱市中医医院探索医养结合实践

蓬莱素有"人间仙境"之称,非常适合旅居康养。蓬莱市中医医院始建于1988 年,设床位 500 张、临床科室 32 个,是集传统中医、现代诊疗、急诊、教学、康复、养老于一体的三级甲等中医医院。2014 年,医院筹建老年养护中心的想法引起很多人不解:医院做老年养护似乎偏离了主题,如果把养老中心拿出做医疗床位,每年至少可为医院增收 1 000 多万元。但医院认为,建设老年养护中心正是发挥中医院独特的中医养生优势,为老年人提供高端的医养服务,是顺应国家大力发展老年健康产业、鼓励探索中医药与养老服务相结合的总体要求。

　　医院投资建设的涌泉康护中心于 2017 年 6 月 20 日试营业,开设养老床位 200 张,一期开放 67 张,目前已入住 66 位老人,其中失能失智老人近 50%。中心内部建设全部采用适老化设施,采用先进的科技养老手段,为每位入住老人配备了智能监测床垫,实时监测老人呼吸、心率变化以及老人的离卧床状态,保障老人的生命安全,探索建立"有病治病,无病疗养"的医养模式。

　　(一) 医疗保障减除老人后顾之忧

　　医院为康护中心配备了 1 名专职副主任医师,4 名执业护士。医生每周对所有老人进行一次大查房。每天对新入住和有特殊情况的老人重点巡诊。推行护士 24 小时值班制度,每天为入住老人监测血压、心率等生命体征,指导老人服药,做基础护理治疗,为入住老人开药拿药,陪同老人门诊就医,协助办理住院手续等。与北京、上海等名医院建立联系,对需要会诊的老人通过医院远程会诊平台提供最便捷的诊疗。老人房间内配备有氧气、吸引、呼叫系统,老人如有意外发生,可第一时间对其进行抢救。医疗区与养老区之间建立转会诊绿色通道,优先保障老人的就诊和治疗。

　　(二) 专业护理提高入住老人服务质量

　　从管理层到一线员工,全部通过养老相关知识培训。从护士队伍中选拔业务骨干担任照护长,安排到北京、日本等养老机构深入研修,培养成既懂护理又懂照护的复合型人才。对养老护理员进行严格的岗前培训,心肺复苏、噎食急救手法以及老年照护的 50 项基本操作人人过关,全部持证上岗。老人入住后,根据评估的护理级别,制定个性化的护理计划。为提升护理服务水平,医院还聘请了澳大利亚澳维信老年康护公司的护理经理提供指导和培训。

　　(三) 为入住涌泉康护中心老人提供全面、系统的康复医学服务

　　针对脑中风偏瘫的长期卧床老人提供床旁一对一康复训练服务。发挥中医药养生优势,每周为入住老人开展中医养生讲座、中药泡脚等免费服务。老人也可根据自身需要选择针灸、推拿、拔罐等传统养生保健服务。

　　(四) 兼顾物质与文化生活

　　为入住老人专门建设了养生餐厅,配备了营养师,为老人制定营养餐谱,每天不重样。康护中心每个月会定期监测老人体重的变化,并对其进行营养评估。中心建设有图书区、棋牌室、书画区、手工区等休闲活动场所,建设有心情工作室,为老人提供免费心理咨询服务和精神疏导。近百名社会志愿者不定期到康护中心来,为老人免费理发、修脚、文艺演出等,让老人生活充实而

快乐。

涌泉康护中心是烟台地区唯一一家长期护理保险试点单位,是公立医院主办医养结合的代表,2019 年举办烟台市首期医养结合照护师培训班,积极培养医养结合照护人才,吸引了加拿大、日本、澳大利亚等国家同行交流参观,接待国内各方调研参观累计千余人,为各地各方推行医养结合工作提供了可借鉴的模式(图 2)。

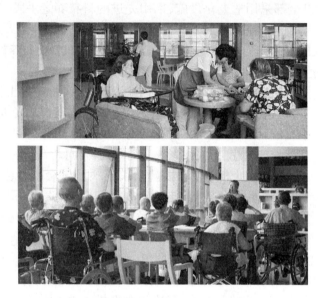

图 2　涌泉康护中心开展医养结合服务

案例二　福山区福惠社区智慧养老新风尚

在养老服务体系建设过程中,社区养老是不可缺少的一个重要环节。智慧城市作为未来的发展方向,智慧社区将成为智慧城市建设的重要组成部分,会随着智慧城市兴起而成为一种发展趋势,而养老的智慧化程度必将随着城市智慧化程度的普及与加强随之跟进。

福山区清洋街道福惠社区取"福泽社会、惠及民生"之意。福惠社区现有居民 3 262 户 7 715 人,其中老年人 1 670 人,占社区人口的 21.65%,70 周岁以上老年人 457 人,占 5.92%,失去自理能力的老人也在逐年递增。为应对社区老龄化带来的健康问题,福惠社区积极谋划,于 2014 年 7 月成立了由社区服务中心主任任会长的福惠社区老年协会,搭建多层次智慧养老体系。区政府和清洋街道办事处先后投资 900 多万元,在社区服务中心建设了老年活动中心、日间照料与居家养老信息服务中心、社区卫生和计生服务中心、文化娱乐等功能区域,建筑面积达到 4 400 多平方米,是福山区第一个设施健全、功能完备、文化氛围浓厚的现代化城市社区,为社区居民"老有所养、老有所医、老有所为、老有所学、老有所乐"提供了良好条件。

一、打造多层次智慧养老体系

1. 建设晓静健康驿站

驿站由社区卫生服务中心(站)多名经验丰富的医护人员组成,以社区群众健康为核心,通过健康查体、健康讲座、慢性病回访、专家坐诊等方式,让居民小病不出门,体检在社区。驿站建成以来,先后举办健康知识讲座 11 场次,受益 2 300 余人次;慢性病上门回访 4 次,受益 760 余人次;青少年铅毒筛查 2 次,受益 419人次;妇女免费健康查体 6 次,受益2 460 余人次;妇女骨密度免费查体2 次,受益 396 人次(图 3)。

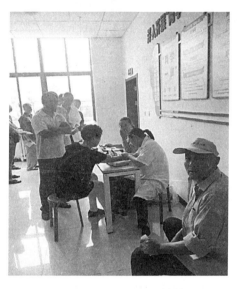

图 3　晓静健康驿站为老年人提供体检服务

2. 建设馨悦居家养老服务中心

馨悦居家养老服务中心是由区卫健局、区民政局共同扶持打造的智慧型居家及社区医养服务中心,分为政府购买服务、志愿服务、有偿服务三大板块,有工作人员 21 名。中心连锁运营两个社区综合服务中心、一个日间照料中心,将医疗资源与养老资源相结合,涵盖居家养老、日间照料、公益助老、技能培训、社区嵌入式养老、老年人能力评估、老年大学等部分,形成了比较健全的医养融合的居家及社区养老服务体系。辖区老年人可通过拨打或一键呼叫 8900000 或区 12349 热线到中心寻求相关服务(图 4)。

3. 智慧系统促进居家养老智能化

社区引进智慧居家养老系统,涵盖健康管理、一卡通管理、助餐管理、时间银行管理、呼叫管理、养老床位管理等模块。辖区老人可通过"SOS"一键呼叫,或者拨打热线电话到中心,享受助餐、助洁、助医、助护、助浴等专项服务。同时,该系统利用"健康一体箱""健康小屋"实现与居民健康档案互联互通,家

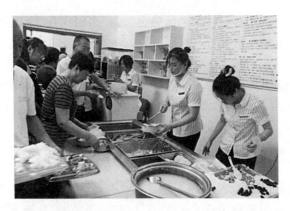

图4　馨悦居家养老服务中心提供助医助餐等服务

庭医生可通过服务平台实时监测居家老人的健康信息,主动应对突发状况,解决养老服务最后一公里问题。子女下载 APP 即可查看老人的基本健康指标,可对疑似失智或准失智老人进行定位,查看居家养老服务人员上门服务状态等。智能化的居家养老真正实现了"互联网 + 养老"服务落地,智慧养老惠及群众。

二、发展社区文化,促进社区和谐

1. 建设文化阵地

社区设立健身室、书画室、棋牌室、乒乓球室、台球室等场地,为居民提供了培养兴趣、陶冶情操的场所。此外,社区加大宣传力度,培养居民的卫生健康意识。在广场上的步行一条街和心语亭里建设了健康教育长廊,宣传健康教育方面的知识,社区电子大屏幕上滚动播放各种健康标语。

2. 文化养老丰富老年生活

为丰富老年人生活,福惠充分利用现有文化活动场馆等资源,为老年人提供日间照料、休闲娱乐、健康保健、修养身心、兴趣小组、助浴助洁、麻将棋牌、休息用餐等服务。注重提供个性化亲情化服务,积极开展心理健康教育、医护救助、邻里关爱、困难帮扶、精神抚慰、心理疏导等工作,帮助老人们消除忧郁、孤独等不良情绪,用"文化养老"托起一片"夕阳红"。

3. 发挥社会组织作用

福惠社区积极探索建立形式多样、功能丰富的社会组织,实现社会组织向社区延伸政府服务,促进社区社会组织科学、健康、全面发展。自 2014 年成立以来,共创建了包括福惠彩虹党员志愿者服务队、福惠彩虹青年志愿者服务队、福惠彩虹巾帼志愿者服务队、福惠彩虹慈善义工服务队等社会组织,注册登记的志愿者达 726 人,秉承"帮助他人、快乐自己"的理念,举办各类志愿服务活动 21 批次。多数社会组织与居民的卫生运动健康生活息息相关,通过定期开展健康讲座、义诊、广场舞大赛、趣味运动会等活动,为居民生活提供了便利,得到了社区居民的好评。

4. 公益助老实现和谐社区

福惠社区公益项目资金均用于公益助老,本着释放爱、传播爱、唤起爱的宗旨,志愿组织积极发挥在和谐社区建设中的基础阵地作用。举办"五帮五送"暖人心活动,通过综合包户、结对帮扶、亲情陪伴等多种形式,让空巢老人身边有儿女般的关怀,让农民工身边有朋友般的关照,让留守儿童身边有父母般的关心,让残疾人身边有亲人般的体贴。坚持"节日慰老"送关爱,举办邻里

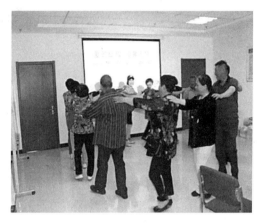

图 5　社会组织在社区开展志愿服务活动

百家宴、邻里消夏晚会、社区运动会,把邻里交流联谊活动搬进社区。截至目前,社区注册志愿者人数占社区常住人口比例达 11%,先后共有 1 700 多人次参与社区志愿服务活动,得到了社区居民的一致好评(图 5)。

夯实群众参与基础
推进健康大连建设

【概述】

　　辽宁省大连市自1997年8月被列为全国健康城市规划项目研究试点城市以来,市委、市政府将健康城市建设作为新时期爱国卫生工作的新起点,兼顾经济发展与"将健康融入所有政策"同频共振的工作方针,将健康城市建设作为重要民生工程,纳入全市经济社会发展规划全局,建立"政府领导,部门合作,专家指导,群众参与"的工作机制,积极营造人人关注、人人支持、人人参与的社会氛围,充分调动基层群众主观能动性,积极参与健康城市建设,不断加快转变健康领域发展方式,全方位、全周期推进健康城市建设。大连市分别于2007年和2016年被全国爱卫会确定为全国健康城市试点市。从1997年到2018年,市民人均预期寿命由75.37岁提高到80.55岁,孕产妇死亡率由32.5/10万下降至7.52/10万,婴儿死亡率由13.2‰下降至2.6‰,主要健康指标均高于全国平均水平,市民健康水平和健康素养得到有效提升,健康公平显著改善。

　　大连市地处辽东半岛最南端,东濒黄海,西临渤海,南与山东半岛隔海相望,北依辽阔的东北平原,是我国重要的港口、贸易、工业和旅游城市。全市总面积12 574平方千米,现辖7个区、2个县级市、1个县和5个开放先导区,全市常住人口700万。大连市先后荣获全国水生态文明建设试点城市、国家公交都市建设示范城市、中国最安全城市和迪拜国际改善居住环境最佳范例、全球宜居城市等荣誉,分别于2007年和2016年,被全国爱卫会确定为全国健康城市试点市。

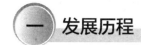

一　发展历程

1953 年 3 月,旅大市(今大连市)第一届爱卫会成立后,取得了改善环境卫生、预防疫病流行和控制"四害"等重大战果,先后被评为全国、辽宁省爱国卫生运动先进单位(地区)。1986 年,大连市在全国百万人口以上大城市中第一个获得"无鼠害城"荣誉,特别是 1993 年在全国百万人口以上大城市中第一个获得国家卫生城市荣誉,并一直保持至今。大连市在巩固国家卫生城市成果基础上启动了健康城市建设工作,于 1997 年 8 月被列为全国健康城市规划项目研究试点城市,2004 年全面启动健康城市建设,并完成 3 轮健康城市行动的三年规划。

1. 建设初期(1997—2003 年)

1997 年 8 月,原国家卫生部批准同意将大连市列入全国健康城市规划项目研究试点城市。大连市根据批复,制定了以健康环境、健康社会、卫生服务和健康人群为主要内容的《大连市健康城市发展规划目标》,重点开展了健康促进学校、健康促进工作场所的项目建设。

2. 建设中期(2004—2016 年)

2004 年,大连市将健康城市建设写入《政府工作报告》,成立了以市长为组长的建设健康城市工作领导小组,重新制定了以营造健康环境、追求健康生活、改善健康服务、开展健康促进和构筑健康社会为主要内容的《大连市建设健康城市工作规划》,确定了健康社区、健康旅游场所、健康海岛等 11 个试点项目。2007 年,大连市被全国爱卫会列为首批健康城市试点市,再次印发了《大连市建设健康城市三年行动规划(2008—2010 年)》,确定了营造健康环境、提供健康食品、倡导健康行为、弘扬健康道德、关注健康心理、优化健康服务 6 个方面 31 项工作。2012 年,印发《大连市建设健康城市行动规划(2012—2015 年)》,提出营造健康环境打造生态宜居大连、优化健康服务满足市民健康需求、培育健康人群提高市民健康素养、构筑健康社会完善健康支持体系 4 个方面 18 项主要任务,以及深化环境卫生整洁行动、倡导"主动健康"理念、强化慢性病防控、实施健康家庭促进计划等 10 项重点项目。2015 年,大连市开展健康指导员试点工作,并入选 2016 年第九届全球健康促进大会优秀实践案例。2016 年,大连市再次被全国爱卫会确定为全国健康城市试点市。

3. 持续推进(2017 年至今)

2017 年,大连市委常委会召开会议,专题研究《"健康大连 2030"行动纲要》,并以市委、市政府名义印发实施,形成党委、政府统筹领导、齐抓共管机制,将健康城市建设提升到新的高度。

　　大连市在健康城市建设的不同时期均针对健康挑战制定了应对策略（表1）。

表1　大连市健康城市建设不同时期工作策略

年份	健康挑战	应对策略
建设初期 （1997—2003 年）	环境卫生对健康的影响；市民健康意识薄弱	加大宣传力度，开展健康促进学校、健康促进工作场所项目建设，普及卫生健康知识，推进健康促进工作，引导市养成良好的卫生习惯，提高市民健康素养和自我健康管理意识
建设中期 （2004—2016 年）	环境污染和重大疾病、慢性病对健康的挑战	加强环境治理，积极开展营造健康环境、优化健康服务、培育健康人群、构筑健康社会工作，持续改善城乡环境面貌，倡导健康生活方式，提升医疗水平，加强医疗服务供给，有效遏制重大疾病死亡率和慢性病发病率
持续推进 （2017 年至今）	工业化、人口老龄化、疾病谱变化、生态环境及生活方式化给维护和促进健康带来的一系列新挑战	推动健康大连建设与深入开展医药卫生体制改革衔接联动；坚持预防为主、关口前移抓好慢性病防治等健康促进工作，保障广大群众健康生活；打好环保攻坚战，推动医养结合和健康产业发展，促进健康事业和健康产业有机衔接、相互促进

二　现阶段主要做法

（一）健全健康城市工作机制

　　市委、市政府将建设健康城市作为重要民生工程列入市委、市政府常委会议专题研究，纳入全市经济社会发展规划全局统筹实施，并出台系列政策文件予以全面部署，形成了"政府领导，部门合作，专家指导，群众参与"的工作机制（表2）；成立了以市长为组长、副市长为副组长，54 个党委、政府、地区部门领导为成员的大连市建设健康城市领导小组；环境保护、城市管理、食品药品等部门分工负责、沟通协调，形成建设健康城市合力；组织疾控、医疗专家成立健康教育讲师团，开展健康教育社区行和乡村行等活动，宣传健康政策、普及健康知识，在全市开展健康示范社区、健康示范家庭和健康示范单位等健康细胞建设和"最干净街道""最干净楼院""环境达标社区"评比，在社区建立了健康指导员队伍，并针对青少年、妇女、老年人、残疾人、0~6 岁儿童家长等人群的不同健康需求，组建不同类型的健康自我管理小组。动员广大市民关注和参与健康城市建设,试点民情访视员制度,引导市民当好自己健康的医生、当好亲朋好友健康的守护者。

表 2　大连市出台实施的建设健康城市文件

年份	发文机关	文件名称
2004 年	大连市政府	《大连市建设健康城市工作规划》(大政发〔2004〕6 号)
2007 年	大连市政府	《大连市建设健康城市三年行动规划(2008 — 2010 年)》(大政发〔2007〕114 号)
2012 年	大连市政府办公厅	《大连市建设健康城市行动规划(2012 — 2015 年)》(大政办发〔2012〕93 号)
2017 年	大连市委、市政府	《"健康大连 2030"行动纲要》(大委发〔2017〕19 号)和《健康大连建设行动计划(2017—2020 年)》(大政办发〔2017〕91 号)
2018 年	大连市政府办公厅	《大连市国民营养计划实施方案(2018—2030 年)》(大政办发〔2018〕90 号)

(二) 推进健康城市重点项目

根据国家和省爱卫会要求,确定了 5 个重点项目:

1. 打造健康环境

以国家卫生城市复审为契机,做好城乡环境卫生整洁行动,以环境卫生、市政设施、园林绿化、路街秩序和城市亮化等为重点,清理整治区域卫生死角和脏乱差区域,持续开展建设标准化社区、居民生活垃圾分类、园林绿化升级等工作。对城市道路及局属市政工程扬尘实施管控,开展裸露地覆盖工程,有效减少城市扬尘,改善城市生态环境。坚决打赢污染防治攻坚战,努力打造蓝天白云、清水绿岸的健康环境,全年优良天气达到 317 天,在北方重点城市中排名第一。

2. 培育健康人群

组织开展"走进健康生活"系列健康素养促进行动,进一步普及健康素养常识,倡导健康生活方式。每年以国际徒步大会、国际马拉松赛和万人太极拳展演等 24 项精品活动为牵引,开展市级全民健身活动 360 余项。完善"以体育协会、体育俱乐部为基础、以健身站点为依托、以社会体育指导员为骨干"的全民健身组织体系,社会体育指导员占常住人口的比例超过 3‰,全市自发经常参加锻炼的体育人口比例稳定在 50%,群众健身意识和健身素养进一步提高,推动群众体育活动持续横向、纵向发展。

3. 优化健康服务

公立医院综合改革成绩突出,受到国务院通报表扬。全市共组建 9 个城市医疗集团、10 个县域医共体和 10 个专科联盟。1 068 个基层医疗卫生机构参与医联体建设,覆盖率 100%。对家庭医生签约服务进行全面管理和综合评估,提高签约服务效率和质量水平。发展互联网医院,支持搭建互联网健康咨询信息平台,促进"互联网 + 医疗健康"发展。强化社区健康小屋、健康驿站等管理,为居民提供健康体检、健康评估和健康指导等一体化的健康管理服务。依托全市中医服务网络,实现中医"治未病"服务的全覆盖。同时,市政府出台支持社会力量举办多层次多样化医疗服务政策,享受与公办医院同等条件,全市社会办医床位占比超过 25%。

4. 构建健康社会

保持严打犯罪行为高压态势,持续深化严打暴恐专项行动;加强道路安全设计、规划和建设,治理公路安全隐患;开展全国禁毒示范城市创建工作,强化毒品防控,维护社会治安稳定。着力提升城乡基本公共服务均等化水平,推广居家和社区养老服务"林海模式",打造 50 个适合老年人居家和社区养老服务示范中心。实施残疾人关爱工程,为残疾人提供精准康复服务。2019年,城镇居民基本医疗保险和新农合财政补助标准提高到每人每年 610 元,城市和农村低保标准分别提高到每人每月 720 元和 500 元,均居东北地区前列。

5. 发展健康文化

将健康元素融入"我们的节日"主题活动,利用工地围挡、地铁专列、LED广告和新媒体平台等加强健康公益广告宣传,组织开展首届医师节等主题宣传活动,在全社会营造尊医重卫和健康城市建设的浓厚氛围。建立市民健身广场舞蹈队、秧歌队等特色健康文化队伍,开展"全民游泳健身周"、少数民族运动会、农耕农趣运动会、老年人体育健身大会、职工运动会、残疾人运动会等大型活动,引导市民主动参与健身活动。大连市社会体育指导员代表队连续5 年获得辽宁省社会体育指导员交流展示大赛活动一等奖,先后组队代表辽宁省参加全国广场舞北京集中展演、全国广场舞大赛总决赛等大型赛事,均取得优异成绩。

(三) 建设健康城市市民参与平台

组织民政、教育、卫生健康、机关工委、工会和妇联等部门全面推进健康社区、健康村屯、健康学校、健康医院、健康企业和健康家庭创建工作,并督导和业务指导,不断夯实健康城市建设的微观基础。2018 年全市共命名健康示范社区 80 余个,健康示范村屯 80 余个,健康示范单位 200 余个,健康示范家庭

700 余个。在全市开展"最干净街道""最干净楼院"和"环境达标社区"评比，以评促建，动员广大市民关注和参与健康城市建设，取得示范效应。创建 28 家省级和 180 余家市级健康教育示范基地，建立 62 个市级单项体育协会，并将全市 589 所初中和小学操场及场地设施全部实现定时定点向社会开放，方便居民就地就近健身锻炼。

（四）实施健康城市效果评估

组织市爱卫会相关委员单位按照《全国健康城市评价指标体系(2018 版)》的要求，从主要健康指标、人口与健康、卫生与健康、人群与健康、疾病与健康和环境与健康等 6 个维度对大连市健康城市建设的本底情况和相关数据进行分析与评价，为有针对性开展健康城市建设提供技术和数据支撑。目前，已完成 2014—2018 年 5 个年度人口与健康状况报告的编撰工作。

 ## 三　建设成效

通过几年来的探索与实践，大连健康城市建设工作取得明显成效：①市民健康水平不断提高。2018 年底，全市城乡居民人均预期寿命 80.55 岁，孕产妇死亡率 7.52/10 万，婴儿死亡率 2.6‰（图 1）。②市民健康意识逐步增强。全市参与健康知识讲座、健康体检和体育锻炼等健康活动的市民逐年增多，经常参加体育锻炼的人数比率超过 50%，居民健康素养水平达到 20.34%。③城乡环境质量稳步提升。通过健康环境建设，城乡基础设施建设不断完善，环境保护和环境卫生管理水平不断提高，自 1993 年至今一直保持国家卫生城市荣誉，2018 年市区优良天气比例达到 86.8%。④长效工作机制初步形成。通过工作实践，初步形成了"政府领导，部门合作，专家指导，群众参与"的工作机制。

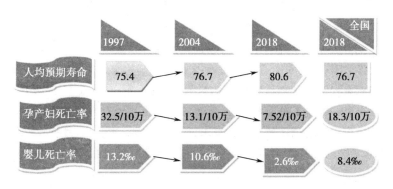

图 1　大连市核心健康指标状况

四　挑战与展望

　　大连市在健康城市建设中仍存在一些不足：①市民存在对健康城市的概念和重要意义理解不深、认识不足的现象，只知道自己身体的小健康，对包含环境、卫生、医疗、安全等众多因素的大健康知之甚少，主动参与建设健康城市积极性有待进一步调动；②社会各界对建设健康城市的共识尚未完全达成一致，建设健康城市的社会氛围有待进一步营造；③政府部门、企业和社会各界参与建设健康城市的凝聚力和战斗力还未充分发挥，建设健康城市工作协调沟通机制有待进一步完善。

　　大连市将以十九大精神为指引，按照习近平总书记关于健康中国建设的指示精神，在全国和省爱卫办的指导下，坚持"把健康融入所有政策"的策略，围绕健康环境、健康服务、健康人群、健康社会和健康环境等5个重点领域精准发力，加强宣传、积极营造人人关注、人人支持、人人参与建设健康城市的深厚社会氛围，努力构建"党委政府领导、部门协调配合、社会广泛参与"的健康城市建设工作格局，集聚全市智慧和力量，不断深化健康城市建设内涵，推进健康大连建设，全力争创全国首批健康城市示范市，为提升市民健康水平作出积极贡献。

【专家点评】

　　伴随我国人口老龄化趋势的加剧，养老服务的有效供给和可持续性是体现城市健康养老服务水平的"硬核"指标。我国90%的老人选择社区居家养老，而目前推出的诸多社区居家养老模式的服务项目供需双方不匹配，并未抓住居家老年人的需求痛点，导致政府投入养老项目种类繁多，但却无人问津。大连市政府基于林海居民小区推出以社区老人食堂和家庭签约医生为核心服务的居家养老驿站，解决了社区居家老人食养和医疗的两大主要需求。在食养方面，驿站的社区老人食堂不但提供低价营养的一日三餐，也让驿站成为社区老人的日常交流和活动场所。在医疗方面，驿站引入签约家庭医生每周2日的坐诊服务，满足了社区签约老人常见病多发病日常就诊和常规体检的需求；此外，签约服务与"互联网＋"综合医院咨询台一键呼服务结合，同时解决签约老人急性突发病的转诊问题。大连市林海社区居家养老驿站紧贴老人需求，具有有效性、可行性、可持续性的诸多优点，在社区管理层面即可参考和复制，是健康城市中健康养老服务小而美的案例经典。

案例 ▶ 林海社区居家养老驿站让老人医食乐无忧

随着老年社会程度的不断加深,老年人的健康生活愈发成为社会关注的焦点,特别是高龄、空巢、失独、失能和低收入老年人的健康生活,成为当前研究的重要课题和政府的重要工作。

大连市"林海模式"始于 2015 年 11 月,以居家养老理念为基础,以满足老年人就餐和医疗等居家养老基本服务需求为导向,以信息网络为支撑,通过整合社区优势资源和基础设施,建立起以 7 项基本养老服务项目为中心的社区居家养老服务新模式,有效解决了老人的医、食、乐等养老难题。在运营方面,政府每年在老人就餐、家庭医生签约服务和 70 岁以上老人家政服务方面补助资金 200 万,引入社会第三方公益企业加入,以及社区工作人员的义务服务,保证了养老驿站的可持续性运营(图 2)。在首个"林海模式"自主运营 2 年后,2017 年大连市以市政府名义发文在全市推广。目前已成功复制 80 多个社区。

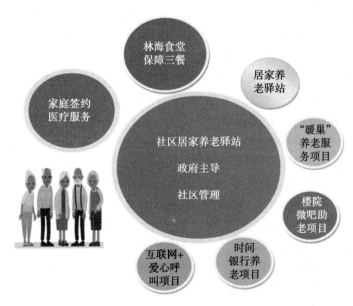

图 2　大连林海社区居家养老驿站服务模式结构图

1. 家庭医生签约服务

林海社区与大连大学附属中山医院(三级甲等)结成家庭医生签约对子，216户老人家庭均与中山医院的全科医生建立签约服务关系，每位签约医生负责60户70岁以上老人家庭，每户每月出资5元(政府每月为每位家庭医生补助300元)可享受家庭每年1~2次健康体检并建立动态健康信息档案、医疗健康咨询指导、慢性病监测和上门巡诊等签约服务;为方便老人就诊，中山医院在林海社区建立了医疗点，全科医生每周2次(周二、周四)出诊，为老人提供心电图检测和基本诊疗服务;同时，居民健康信息全部纳入中山医院健康管理中心的健康档案之中，医生可随时调阅，及时掌握病情，为老年人的重病抢救提供信息支持;还为每户签约家庭免费安装家庭在线健康服务可视系统，实现呼叫医生、会诊申请、呼叫子女和预约挂号4大功能，老人在家里就可以进行免费网上预约挂号和视频问诊;对于行动不便的老人，可通过在线健康服务可视系统预约中山医院的巡诊医疗队提供入户服务，包括静脉采血、留置导尿、鼻饲管置管、褥疮换药、膀胱冲洗、床边心电图、彩超检查、家庭健康讲座等，均按照医院正常收费;对于需要到医院就诊的老人，在网上预约挂号，到医院后由专门导诊人员接诊，再通过家庭签约专用窗口和绿色通道进行诊疗。

2. 林海小食堂

为保障老年人安全方便就餐，社区商请物业提供600平方米场所，并引进爱心企业九九好粥饮食公司共同举办了"林海小食堂"，采取社会化模式，由企业自负盈亏。食堂早餐提供4~6种粥，以及包子、馒头等主食;午餐提供8种热菜、6种凉菜，以及米饭等主食，一般2荤1素只需12元左右就可以吃饱;晚餐提供6~8个菜，以及面条等主食。在本社区居住的90岁以上老人早餐免费，80岁以上老人早餐3元随意吃，70岁以上老人早餐5元随意吃，70岁以下社区居民在食堂办卡可享受八五折优惠，由政府给予饭菜成本差价补贴。对于行动不便的老人，林海社区还组织辖区志愿者和义工为老人免费送餐。为保证饮食质量安全，林海社区成立了监督委员会，对小食堂的食品安全、运行管理定期征集居民建议并实施监督。自2015年底开办以来，小食堂共接待3万多人次老年人就餐，不仅有效解决了老年人的吃饭问题，还为老年人提供了相互交流的机会。居民反映，有了社区小食堂这个"老年人的后厨房"轻松多了，做的饭菜可口、品种还多，省去了老年人到市场买菜做饭的麻烦，而且也有效避免了因使用燃气不当造成的危险。

3. 居家养老驿站

林海社区居家养老驿站350平方米，设有家政服务站、远程问诊室、圆梦工厂、自助理疗区、文化活动室、阅览室、话吧等。老年人在这里做康复保健治疗、绘画下棋打球,愉悦身心、陶冶情操。

4. "暖巢"养老服务项目

以社区志愿服务站为依托成立了"暖巢"志愿服务"超市",主要安排志愿者为老人持续提供日常生活方面的志愿服务,主要有买菜、粮油、代缴水电费、理发和寻医问药等 20 多项服务,深受社区老年人喜爱。

5. "时间银行"养老项目

林海社区在辖区开启"时间银行"模式,组织社会志愿者为居家老人提供生活照料、精神慰藉等互动互助式服务,服务以小时为单位,将志愿者为他人服务的时间储存到个人账户中,当自身有服务需求时由其他志愿者提供等量时间的服务,实现互助养老服务的持续发展和健康循环(图 3)。

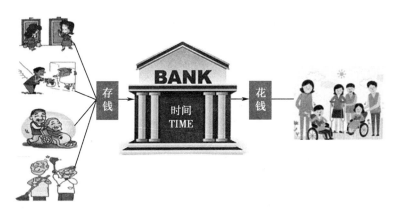

图 3　大连林海社区"时间银行"养老项目图

6. "楼院微吧"助老点项目

林海社区在楼院人群相对集中的场所建立线下"微吧",利用互联网建立楼院居民线上"微吧",老人们可在线上线下探讨日常防病、健康养生常识,还可为社区建设出谋划策,有效促进了邻里关系。

7. "互联网+"爱心一键呼项目

林海社区积极发挥互联网等现代科技在居家养老工作的支撑作用,引入非营利性第三方企业,为社区 160 多户孤寡老人和需要照顾的老人设立了爱心一键呼设备,老人在紧急情况下按下红色键后,24 小时提供服务的企业在 7 秒钟内接收信号,并及时回拨电话核实情况,可根据老人需要提供拨打 120 急救车和联系子女、邻居等应急联系人服务,使老人得到及时救助。如果按下绿色键,还可以提供保洁、买菜等日常服务,满足老人的个性化需求。

林海社区积极落实"居家为基础、社区为依托、机构为补充、医养相结合"的现代养老服务体系,实现了"政府引导、政策扶持、社会参与、老人受益"的目标,使社区216户405名老人在家门口享受到全面、优质的养老服务,有效解除了老人的医、食、乐等后顾之忧,并形成了互助友爱、邻里和睦的人际关系,为社区老人创造了安逸的生活环境,有效促进了社区老人身心健康。居民深切感受到在大连养老是一件幸福的事!

健康侯马　居之不疾

2016 年健康城市试点工作以来,山西省侯马市委、市政府在抓好环境卫生综合治理的同时,深切关注百姓全面健康,把健康城市建设作为事关全市经济社会发展的一件大事来抓,先后完成了健康城市规划设计、组织框架、方案制定、初步建设、第三方评估、深入推进等阶段工作。针对慢性病患者服药率低、市民心理健康和幸福感不高、健康素养和健康行为率不高等问题,开展慢性病综合防控,解决居民主要健康问题;做实做细做小,打通健康服务"最后一公里",提升居民心理健康、幸福感指数,改善职业人群健康状况;建设健康细胞,夯实健康城市工作基础;健康入万策,将健康政策覆盖各行各业等主要工作。目前,侯马市的慢性病患病率均低于国家平均水平,居民慢性病患病较高的是高血压 17.5%、糖尿病 6.2%、高血脂 6.0%,均低于我国 18 岁及以上成年人高血压患病率(25.2%)、糖尿病患病率(9.7%)、高胆固醇血症患病率(9%),服药依从率提高到 83%。居民健康素养水平得到提升,居民对控制体重措施和"日行万步"含义的知晓率分别为 66.6% 和 43.4%,集中式饮用水水源地安全保障达标率、生活垃圾无害化处理率(建成区)、严重精神障碍患者规范管理率、儿童健康管理率、每万人口全科医生数、每千人口医疗卫生机构床位数、城市人均体育场地面积、职业健康检查覆盖率、婴儿死亡率、5 岁以下儿童死亡率、孕产妇死亡率、15 岁以上人群吸烟率等 12 项指标已达到或超过国家目标值。

侯马,属温带季风气候区,冬寒夏暑,四季分明。下辖 3 个乡、5 个街道办事处,行政区域总面积 220.1 平方千米,总人口 24.8 万人,城镇化率 61.8%。2018 年全市地区生产总值完成 115 亿元,一般公共预算收入完成 4.88 亿元,规模以上工业增加值完成 12.5 亿元,社会消费品零售总额完成 94 亿元,城镇居民人均可支配收入完成 29 014 元。侯马,史称新田。公元前 585 年,晋景公以"土厚水深,居之不疾,有汾浍以流其恶,且民从教,十世之利也"迁都于此,成为春秋"五霸"之一的晋国政治、经济、文化的中心。而"居之不疾"便成为这座有着 2 600 年历史小城的健康积淀。近年来,侯马先后荣获国家卫生城市、国家园林城市、全国双拥模范城市、国家级生态示范区、中国绿色名市、山西省文明城市等多项荣誉称号。

侯马市被确定为全国健康城市试点市以来,全市人民在感到骄傲和自豪的同时,更多的是沉甸甸的责任。从健康城市试点工作开始时起,我们就紧紧围绕健康城市试点建设,开展了健康城市支持性环境建设、健康细胞建设、健康城市评估、健康干预措施等多项活动,在健康城市建设试点中取得了一定的成效。

 一 健康问题

为了全面、客观、科学地反映侯马市近年来开展的全国健康城市试点工作状况,聘请复旦大学公共卫生学院进行了第三方评估。

(一)主要慢性病

侯马市居民的自报慢性病患病率均低于全国平均水平,但服药的依从率较低,仅为 24.5%,慢性病患者社区卫生服务的利用率为 47.5%。第五次国家卫生服务调查分析结果显示,我国 15 岁及以上高血压和糖尿病患者的服药率分别为 98.3% 和 97.5%。因此,加强以社区为基础的慢性病管理,提高服药依从率是健康城市建设的主要方面。

(二)心理健康和幸福感

调查发现社区居民幸福感得分为(68.36 ± 17.79)分(满分 100 分);心理健康欠佳的比例为 17.3%。心理健康欠佳的受累人群主要是文化程度为小学及以下、年龄在 60 岁以上的居民。因此,更多地关注老年人、文化水平低的居民的心理健康,加强部分人群的人文关怀以及心理健康服务是健康城市建设重要内容。

(三)职业人群健康状况

全市职业人群慢性病的患病率为 27.6%,其中机关、企事业单位管理者的慢性病患病率(41.7%)明显高于其他几个职业人群。职业人群幸福感水平处于中等水平,得分为(67.0 ± 18.8)分(满分 100 分),自评健康"一般"(占

33.6%)和"差"(占 36.8%)的比例较高;心理健康欠佳的比例较高(18.4%)。

(四) 健康素养和健康行为

评估数据显示,居民身体活动处于较高水平,但完全不锻炼的社区居民(33.7%)的锻炼率有待进一步提高;部分社区居民的吸烟率也高于全国平均水平,66.5% 的社区居民遭受被动吸烟;对蔬菜、水果、糖及油的推荐摄入量知晓率不及 50%,分别为 37.2%、33.3%、8.0% 和 32.3%。

二　主要做法

针对健康城市建设存在的薄弱环节,结合非资源型城市财政有限的实际,侯马市采用了以下做法,深入开展了健康城市的实践工作。

(一) 开展慢性病综合防控,解决居民主要健康问题

在 2018 年通过省级慢性病综合示范区复审验收的基础上,2019 年,为提升健康服务水平,侯马市启动了创建国家慢性病综合防控示范区建设。在全市范围内推广工间操,"低盐、低油、低糖"专项行动。通过专项行动,提高居民慢性病核心知识知晓率和健康素养水平,降低居民每日食盐、油、糖的摄入量,营造全社会共同行动、践行健康生活方式的良好氛围。开展群众性健康宣传与促进活动,在网络上开展了健康有奖知识问答,召开了新闻发布会。2019 年 3 月,侯马市群众自发组织的中国梦之队自编的龙之舞健身操,受到来自全国各地和异国他乡的健身操爱好者喜爱,纷纷集聚侯马共同学习,成为侯马又一群众性体育活动盛事。

(二) 做实做细做小,打通健康服务"最后一公里",提升居民心理健康、幸福感指数,改善职业人群健康状况

2017 年以来,侯马市坚持健康服务精细化、精准化,打通了服务群众的"最后一公里"。2017 年以来,在社区和农村为群众开设健康大讲堂 32 场次,建设健康小屋 15 个,在健康小屋为群众做心理咨询,推广中医养生保健等等。针对不同职业人群,实施了"个性化健康管理"行动计划,单位根据职工体检报告,聘请专业的心理咨询师和健康管理指导师,对职工进行个性化的健康指导,从饮食习惯、锻炼方式、学习内容、心理调节等方面定制个体的指导方案。2018 年,在两个单位进行了试点。发现了不同职业的慢性病特点,机关中层以上干部心脑血管疾病居多,原因是工作压力大。为了解决这个问题,制定了体育锻炼、读书会和参加公益活动的方案。2019 年,将在环卫工人、公

安民警等特殊行业中开展健康服务,对预防职业慢性病的防控路径做出探索和创新。

(三) 万名党员送健康,提升健康素养水平,培养健康行为

2019 年,侯马市利用爱国卫生月的有利时机与省爱卫办联合举办了"山西省第 31 个爱国卫生月暨侯马市'万名党员送健康'活动"启动仪式,动员全市党员干部,定期到市民家中开展《中国公民健康素养 66 条》《中医健康素养 42 条》学习宣讲活动,让全市党员在掌握健康知识的同时,指导群众与党员一起在体质指数标准化、体育锻炼常态化等方面共同努力,力争全市人民在"三减三健"(减盐、减油、减糖,健康体重、健康口腔、健康骨骼)等健康行为方面都能形成自觉。同时,将党的基本公共卫生惠民政策宣讲到每家每户。为开展好"万名党员送健康"活动,已经开展了 20 余场专题培训,对党员干部进行健康知识的培训指导;下发了 8 万套健康素养书

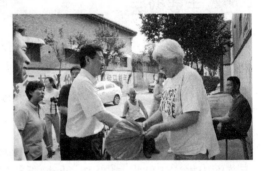

图 1　侯马市委王煦杰书记给包联户送健康书籍、讲解健康知识

籍,确保全市居民户均一册《中国公民健康素养 66 条》《中医健康素养 42 条》(图 1)。

(四) 建设健康细胞,夯实健康城市工作基础

健康细胞是健康城市的基础。为了做好这一基础性工作,多次听取人大代表、政协委员以及相关专家的意见建议,认真研究,多方论证,制定了《侯马市健康"细胞"工程建设实施方案》。按照全市各行业、各部门、各单位的不同特点,坚持分类指导、突出重点、由点及面的原则,确定了:健康机关、健康乡镇(街道)、健康村(社区)、健康医院、健康学校(幼儿园)、健康企业、健康宾馆、健康市场、健康餐厅、健康家庭、健康一条街、健康公园等 12 个类别。打造出了以浍滨七所社区、路西东街社区、(浍滨秦村北社区正在积极建设中)、路西小学、柴三牛肉面馆、黄记煌焖锅、新田广场、下平望村等为示范的健康细胞。截止目前,共建设健康细胞 100 个。力争 2019 年底,健康细胞达到 200 个。

(五) 健康入万策,覆盖各行各业

为认真贯彻习近平总书记"将健康融入所有政策"的指示精神,制定下发

了《将健康融入所有政策的指导意见》。《意见》进一步明确了政府将健康融入所有政策的主体责任,落实相关职能部门健康维护和促进职责,构建将健康融入所有政策的工作网络。将主要健康指标列入经济社会发展年度目标,促进健康问题齐抓共管,逐步形成长效机制。全市各职能部门在出台重大行政决策、实施重大工程、重要建设项目以及在新政策提出、起草、修订、发布时,充分考虑对公众健康的影响,对可能涉及的健康问题进行评估和论证,对存在危害公众健康的内容及时进行修正,使得各项政策制度更有利于人民健康。特别是,向市人大提请审议了《侯马市控制吸烟决定》,得到各位代表的支持与认可,作为一个议案向临汾市人大提出。目前,侯马市人大、临汾市人大正在积极探索出台控烟相关政策的途径。

 ## 三 建设成效

(一)主要慢性病患病率均低于国家平均水平

侯马市居民的自报慢性病患病较高的是高血压 17.5%、糖尿病 6.2%、高血脂 6.0%,均低于我国 18 岁及以上成年人高血压患病率(25.2%)、糖尿病患病率(9.7%)以及 20 岁以上人群高胆固醇血症的患病率(9%);慢性病患者服药率从24.5% 提高到 83.0%。

(二)健康素养水平得到提升

第三方评估发现侯马市居民对控制体重措施和"日行万步"含义的知晓率分别为 66.6% 和 43.4%,规律锻炼率为 20.8%,与 2015 年全国调查数据18.7% 的规律锻炼率相比较,侯马市民身体活动处于较高水平;侯马市调查对象对烟草危害的知晓率水平高于 50%,其中对增加肺癌风险的知晓率最高,为80.1%,对心血管疾病危害的知晓率为 58.7%。吸烟率为 24.0%,低于 2015 年全国吸烟水平(28.1%),男性吸烟率为 48.2%,低于 2015 年全国水平(52.9%)。

(三)健康城市指标部分超过国家平均值

《中国健康城市评价指标体系(2018 版)》中的 37 项指标,通过对比全国 2020 年目标或山西省 2020 年目标发现,有 12 项指标已达到或超过全国2020 年的目标水平:集中式饮用水水源地安全保障达标率、生活垃圾无害化处理率(建成区)、严重精神障碍患者规范管理率、儿童健康管理率、每万人口全科医生数、每千人口医疗卫生机构床位数、城市人均体育场地面积、职业健康检查覆盖率、婴儿死亡率、5 岁以下儿童死亡率、孕产妇死亡率、15 岁以上人群吸烟率。

 四　挑战与展望

　　健康城市建设试点工作以来,侯马市在完成试点工作内容和要求方面做了一些工作,取得了一些进展,但也存在一些问题。一是健康城市建设整体工作动力不足,还没有形成整体的合力;二是健康政策融入方面还处于摸索阶段,工作统筹和落实方面还存在不足。针对这些问题,下一步将采取措施强力推进工作落实。

(一) 进一步加强领导,深入推进建设工作

　　坚持政府主导,强化相关部门的协作,明确各部门单位开展健康城市试点工作的主体责任,做好部门间的相互协作和配合。牵头部门在完成本部门工作任务的前提下,加强对行业和所属单位的建设,做到同部署、同落实、同考核,确保健康城市试点工作形成统一领导、齐抓共管、上下联动的工作格局。

(二) 进一步发动群众,主动参与健康城市试点建设

　　市民个体是健康城市建设最小的细胞,也是健康城市最具内生动力的细胞,我们拟建立"人民健康银行",将全市人民群众所有的健康行为全部存入"人民健康银行",累计积分进行奖励,旨在动员全市群众从自己做起,从身边小事做起,养成良好卫生习惯。

(三) 进一步完善标准体系,总结经验及时推广

　　逐步建立健康城市建设机制,不断调整完善建设标准,对实施进度和效果进行监测和评估,适时对目标任务进行必要调整。充分尊重基层单位的首创精神,对健康城市建设示范单位好的做法和有效经验,进行及时总结,积极培育示范亮点,以点带面,深入推进,确保试点工作圆满完成。

【专家点评】

　　侯马市是近年被确定为健康城市试点市之一,根据本市面临的主要健康问题,以健康为优先开展了健康城市建设工作。一是明确政府的健康主体职责,落实相关职能部门健康维护和促进职责。二是开展第三方评估,以评估结果中发现的主要健康问题和健康城市评价指标体系的评估结果为依据,开展后续工作,并以此为基线数据,进行效果评价。三是在财政经费有限的条件下,结合慢性病示

范区建设,从细微处着手开展工作(健康服务最后一公里、健康细胞等)。四是发挥党员的先锋带头作用,对党员进行健康知识培训,不仅提高了党员的健康知识和健康行为,同时党员的宣传活动也极大地解决了健康教育工作人员不足的问题。五是以行为改变为导向,利用新技术帮助居民养成健康行为(在健康餐厅实施数字化管理,提供油、盐、糖可量化菜单)。在今后的工作中,还应加强卫生部门管理能力和专业能力的培养,以及健康城市建设中健康影响评价的具体实施。

案例一　　　"万名党员送健康"活动

为了提高全市人民群众的健康素养水平,让群众真正地掌握健康知识,侯马市把慢性病防控工作与基层党建结合起来,以党建促慢性病防控工作,以慢性病防控工作的成效来检验党员干部为人民服务的能力和水平。

一、试点先行

2018年,卫体局30多个党员干部作为试点,在新田乡郭村实施了党员包户宣传《中国公民健康素养66条》活动。郭村300余户,卫体局党员干部30余人,1人包10户,用10个多月的时间提高这10户村民的健康素养水平。卫体局从2018年3月开始,平均每月到郭村开展一次宣传活动,每个党员建立了自己宣传户的微信群,在群里发送健康知识。郭村村民薛希颜说:"你们发的健康知识,我都转发到我家群里了,让我们家人都学习。"能够感受到群众对健康知识的迫切需求和对政府部门送健康的认可。

为了强化群众对健康知识的记忆,卫体局开展了试卷答题活动,不同的时间答同一份试题,比如说村委干部张荷兰,第一次答题时只得了40分,通过包户党员干部的讲解,过一阶段第二次答题时就得了85分,再通过一段时间学习,第三次答题就能得满分,这样反复强化,最终让大家记住核心健康知识。这一活动受到群众的普遍欢迎和充分肯定。张荷兰说:"自从开始学习健康知识以后,我们家吃盐、油都少了,以前5口人,1个月吃5千克油,现在1个半月才吃5千克油。"

二、全市推广

郭村试点经验告诉我们,不是群众不愿意学习,是群众不知道从哪里学、怎么学,是没有一个好的机制让群众持续深入地学习健康知识并变成健康行为。为此,市委、市政府决定,由市委组织部牵头,市卫体局具体实施,从

2019 年 3 月开始,结合党员干部下基层活动,在全市开展"万名党员送健康"活动。

（一）组织培训

要求党员干部送健康就必须懂得宣传内容和方法技巧,为此,侯马市分期分批组织党员干部进行培训。全市机关干部党员统一进行培训,其余 8 个乡办党员干部各在各辖区接受培训。培训课程由市健康教育所提供。通过培训学习,16 000 名党员干部学习掌握了健康知识,也宣传到自己的家庭成员。

（二）准备资料

把基本公共卫生的宣传内容、《中国公民健康素养 66 条》《中医健康素养 42 条》、慢性病管理的核心知识全部都装在一个基本公共卫生宣传袋中,做到每户一袋,既便于保存,又可随时翻看学习。

（三）支部包村

全市所有党员以支部为单位,实行支部包村（社区）党员包户,结合本单位实际,深入社区、乡村,集中开展送健康活动。包村（居）户支部及党员定期到市民家中开展健康知识宣讲活动,确保所包户群众能够熟悉掌握健康知识,指导群众开展体育锻炼,促进全市人民自觉践行"三减三健"。年底开展健康知识考试和比赛活动。

通过"万名党员送健康"活动,侯马市可以达到户均一套健康知识图册和基本公卫、慢性病宣传内容。2017、2018、2019 年连续三年开展健康素养水平监测,评价"万名党员送健康"活动效果,同时对包村包社区活动考核优秀的各支部进行表彰奖励。

案例二　餐饮行业"低盐、低油、低糖"专项行动

通过在全市餐饮行业开展"低盐、低油、低糖"专项行动,提高居民慢性病核心知识知晓率和健康素养水平,降低居民每日食盐油糖摄入量,营造全社会共同行动、践行健康生活方式的良好氛围。同时,通过在健康餐厅中实施数字化管理,实现顾客在餐前对盐、油、糖的控制。

1. 开展"盐与健康""油脂与健康""糖与健康"相关培训

组织对餐饮服务单位进行减盐、减油、减糖知识的培训,增强从业人员低盐、低油、低糖膳食意识,提高厨师烹饪的减盐、减油、减糖技巧,主动落实减盐、减油、减糖措施。减少制作油炸食品,增加提供多不饱和脂肪酸食物,主动落实减油措施。其中健康食堂、健康餐厅 / 酒店从业人员低盐、低油、低糖膳

食干预知识与技能培训覆盖率达到 100%。

2. 提供低盐、低油、低糖菜品,标示盐、油、糖含量

鼓励餐饮单位开发和提供低(减)盐、低(减)油、低(减)糖菜品。餐厅/酒店每年开发一款低盐、低油、低糖菜品(盐、油、糖用量较正常菜品降低5%~10%),提供可供消费者选择的低盐、低油、低糖食谱,引导消费者选择健康菜品。可提供高血压、糖尿病、高血脂等高危人群适合的菜品,并积极推荐给顾客。有条件的餐饮单位,可针对我市盐、油、糖含量较高的菜品,开展干预措施,减少盐、油、糖用量。组织餐饮单位厨师低盐、低油、低糖菜品烹饪比赛,提高餐饮单位的积极性。

3. 对消费者宣传减盐减油减糖知识

印制低盐、低油、低糖膳食宣传材料,摆放在大堂、餐厅、餐桌等显要位置,引导消费者低盐、低油、低糖膳食。

4. 在健康餐厅融入数字化管理

自主开发了餐厅点餐软件并在健康餐厅推广使用。消费者可通过桌上二维码点餐、订餐、预定餐厅餐桌,每份菜品详图内均标识有菜品热量,软件提供对人数、用油、用盐、用糖量、肉类、蔬菜、用餐时间等自选选项,在就餐前提示每人每日的盐、油、糖使用量,可为高血压、糖尿病、高血脂、肥胖症等特定人群提供少油、少盐、少糖的菜品定制服务。此软件提高了餐厅的服务水平,还实现了餐前“控油、控盐、控糖”的管理,在一定程度上规范了消费者健康饮食习惯,下一步将在全市范围内逐步推广使用。

健康城市建设之泸州做法

 【概述】

  2015 年,为顺应广大群众对健康生活的美好向往,泸州市委、市政府作出了打造卫生城市升级版,建设健康城市的决定。泸州市以 2020 年建成川渝滇黔区域健康中心为阶段性目标,按照"政府主导、城乡统筹、人人受益、持续提高"总体思路,实施了全民预防保健、医疗服务体系完善、健康环境营造、食品安全保障、健康细胞建设、健康文化推进、全民健身、创新发展、优生优育、健康产业发展"十大工程"为主的健康城市建设行动计划。主要特点是,以实施全民预防保健工程为核心,通过全民健康体检和行为生活方式等信息采集发现群众的健康问题及其影响因素,收集、分析、利用全民健康大数据精准施策,实施人群健康管理和社会健康治理。2018 年,北京协和医学院第三方评估显示,泸州市通过 5 年来的健康城市建设,人均期望寿命和居民健康素养水平得到明显提高,婴儿死亡率、孕产妇死亡率显著下降。

  在建设中泸州形成了一系列建设经验,一是市委、市政府成立了以市长为组长、部门为成员的健康城市建设指挥部,并设置健康城市建设指导中心统筹推进各项工作,出台了《健康城市建设规划》《健康泸州 2030 规划纲要》,统筹城市建设和人的健康协调发展,形成了政府主导、部门履责、社会参与的健康促进机制;二是通过全民预防保健服务体系建设,对全人群实施全生命周期健康管理,推动医疗卫生机构以疾病治疗为中心向以健康为中心的转变;三是通过示范试点建设一批健康细胞示范体系,在总结经验教训的基础上形成了"人人受益、因地制宜、梯次推进"的健康细胞建设模式。

  泸州地处四川盆地东南、川渝滇黔四省市结合部,长江、沱江、赤水河在境内交汇。全市幅员面积 1.2 万平方千米,辖 3 区 4 县,总人口 509.6 万人。2018 年,中心城区建成区面积 169 平方千米、人口 161 万人。泸州是著名的"中国酒城",

并具有"江城、山城、港城"的特色,先后获得国家卫生城市、全国文明城市等称号。国务院《成渝城市群发展规划》将泸州确定为第三大区域中心城市,到2020年,中心城区建成区面积达200平方千米、人口达200万人。

2014年,为解决群众"看病难、看病贵,因病致贫、因病返贫"问题,泸州市在叙永县开展全民预防保健服务体系建设试点工作,在试点工作中发现影响群众健康的因素已经不局限于医疗卫生服务的好坏,环境、社会、保障等成为提升居民健康水平的瓶颈。要解决这些健康问题和健康需求,需要以"大卫生、大健康"视角,开出大处方、打出"组合拳"。2015年,泸州市委、市政府作出了"打造卫生城市升级版,建设健康城市,促进城市与人的健康可持续发展"的决定。

 一 主要健康问题

据2015年健康城市建设基线调查显示,空气质量优良天数比例仅为74.3%,群众满意率较低。居民合理膳食意识薄弱,75.5%的居民水果和蔬菜摄入量不达标,居民经常饮酒率为16.99%,过量饮酒现象普遍;卫生资源配置不均衡,卫生人力和卫生设备约70%分布在城市,导致农村地区群众"看病难、看病贵"。建成区人均体育场地面积1.2平方米,每千人拥有社会体育指导员0.92名,健身娱乐活动群众满意率最低,仅为56.6%;慢性病死亡率从2015年的532.73/10万上升到2018年的564.21/10万,且构成比一直居于85%左右;2016年泸州市农村居民健康素养水平仅为4.76%,较全国平均水平差距较大;我市居民吸烟率较高,尤其是男性吸烟率达51.9%。

 二 主要做法和成效

(一) 做好一个规划,科学布局健康泸州建设

2015年委托复旦大学编制了《泸州市健康城市发展规划》,摸清了环境、社会、人群、文化等方面的健康问题和健康需求,明确了全市需要优先解决的7个方面的健康问题,提出了6个解决途径。市委、市政府印发了《健康泸州2030规划纲要》《泸州市建设健康城市的意见》《泸州市健康城市建设工作方案(2016—2017年)》《泸州市健康城市健康村镇建设工作方案(2018—2020年)》等规范性文件,明确了在2020年建成川渝滇黔区域健康中心的目标,分两个阶段实施优生优育、全民预防保健、全民健身、健康环境营造、食品安全保障、健康细胞建设、健康文化推进、医疗卫生服务体系完善、健康产业、创新发

展"十大工程"。

（二）搭建两个体系，有序开展健康泸州建设

一是搭建组织领导体系。成立以市长为指挥长，相关部门主要领导为成员的健康城市建设指挥部，下设办公室在市卫生健康委，统筹开展建设工作，确保健康城市建设工作有序开展。二是构建技术支撑体系。自 2015 年起，先后与复旦大学、西南医科大学、北京协和医学院等高校合作，依托高校技术资源，成立专家指导委员会，顶层设计、定期指导、专项研究，确保健康城市建设科学、规范、持续实施；同时在市卫生健康委设立健康城市建设指导中心具体实施建设工作。

（三）健全三个机制，强力推进健康泸州建设

一是将健康城市建设工作纳入市委、市政府目标考核体系，树立各级党政以健康为中心的执政价值观，将健康的政策融入各级各部门的工作中；二是将健康城市建设工作经费和专项工程纳入市财政常规预算，确保有钱办事；三是建立工作责任清单，覆盖市级各部门、区县、乡镇（街道）和村（社区）、村民小组，纵向到底、横向到边、明确职责、落实责任。

（四）建立四类标准体系，不断规范健康细胞建设

为夯实健康城市建设的微观基础，泸州市积极探索健康细胞建设的有效路径。在第一轮健康城市建设行动计划中，在全市 7 个区县、14 个镇（街）、24 个村（社区）开展健康细胞示范点建设，在充分总结试点经验的基础上，遵循人人受益、简单易操作、注重群众获得感、梯次推进的原则，组织专家制定了一套契合我市实际的健康细胞建设标准体系。标准体系共分健康城镇、健康村、健康细胞、健康支持性环境四大类 17 种，按照分级分类的原则将健康乡镇、健康村等 8 类分一星、二星、三星三个档次梯次推进。

（五）围绕五个维度，实施专项工程

1. 全力巩固国卫成果，着力营造健康环境

一是积极开展卫生创建。将卫生创建作为"一把手"工程，大力开展卫生县城、卫生乡镇和卫生村创建。截至目前，全市 4 个县均创建为省级卫生县城，其中泸县、合江县为国家级卫生县城。省级卫生乡镇 90 个、省级卫生村 797 个，全市省级卫生乡镇和卫生村覆盖率分别为 70%、54%，城区实现省级卫生乡镇全覆盖。二是完善环卫基础设施。强化生活污水治理设施建设，充分发挥国有企业资金、技术优势，采取特许经营模式，推进污水处理设施及配套管网建

设,所有乡镇均已建设污水处理设施。强化生活垃圾处理设施建设,推进城乡生活垃圾收集转运处理一体化运营。启动并完成 46 个乡镇污水处理厂建设,目前共计有 128 个乡镇污水处理厂。全市农村卫生厕所覆盖率达 88.23%。三是加强环境综合治理。大力实施大气、水污染防治行动计划,严格控制大气主要污染物总量,持续推进生态园林和城市绿地建设,着力强化饮用水水源地保护。2018 年,泸州市城区环境空气质量优良天数为 305 天,同比增加 32 天,优良天数比例达 83.6%,比 2015 年增加 9.3%。

2. 加快提升服务能力,着力优化健康服务

一是推进基层医疗卫生机构提档升级。按照强龙头、固基本的思路,重点实施县、乡、村三级医疗卫生机构建设。4 个县级医疗机构有 3 个创建为三级医院。市、区县财政累计投入 4.5 亿元,按二级乙等医院标准新、改、扩建 18 个中心乡镇卫生院,按照无床卫生院标准新、改、扩建 232 个中心村卫计站,并对全市所有乡镇卫生院和社区卫生服务中心,按"一站一馆三区"(即健康管理工作站、中医馆、儿童预防保健区、妇女保健和计划生育服务区、基本医疗服务区)模式建设,3 488 个村卫计站,2 404 个建成甲级村卫生站。基本实现小病不出村,大病不出县的就医格局。二是加强医疗卫生队伍建设。为加强基层人才队伍建设,按照"县招乡用,乡聘村用"的办法引进人才;按照 5.8 万元 / 人 / 年的标准解决基层医疗卫生机构工作人员待遇,解决乡村医生养老保险问题,留住人才,稳定队伍;大力实施基层卫生人员"千人培训计划",切实提升基层医疗卫生机构服务能力和水平。截至目前,全市共有卫生人员 3.66 万人、每千人拥有卫技人员 6.37 人、拥有执业(助理)医师 2.27 人。三是加快远程医疗平台建设。针对基层医疗机构服务能力不足的情况,从 2016 年起,采取"以租代建"的方式,在全市医疗卫生机构开展远程医疗平台建设,实现省、市、县、乡、村五级医疗卫生机构全覆盖。

3. 开展全民预防保健,着力培育健康人群

泸州市在认真实施国家基本公共卫生服务项目的基础上,针对群众"因病致贫、因病返贫"问题,积极探索以落实"三大任务"为主的全民预防保健服务模式,初步建立起了以健康为中心的预防保健服务模式。

一是分组定项,免费体检,人人摸清健康状况。市、区县两级财政按照 65元 / 人(2019 年调整为 95 元 / 人)标准补助基层医疗卫生机构,对全民开展免费体检。通过体检共新查出高血压 13 万人(全市累计发现高血压 55.4 万人)、糖尿病 4.3 万人(全市累计发现糖尿病 15.7 万人)、慢性病高风险人群 65.92 万人,摸清了群众健康家底,让每一个群众了解了自己的健康状况,同时也让党委、政府掌握群众健康状况及其危险因素,做到家底清,情况明。二是建立档案,动态更新,人人有本健康明白账。按照"一人一档、一户一册、一村一本、一

"镇一室"的基本要求,建立了个人、家庭、村社、区域健康档案和台账,既能为老百姓看病就医带来方便,使健康指导和疾病治疗更具针对性,更为党委、政府进一步完善政策、措施提供决策参考。三是分层分类,主动服务,人人落实健康管理措施。市、区县两级财政按照 30 元 / 人标准补助基层医疗卫生机构,落实分类健康管理。对未生病群众普及健康知识及健康生活方式,尽可能"不生病、少生病",对生理指标异常、有疾病危险因素的人群及早开展健康干预,尽可能"生小病",对已经生病群众早诊断、早治疗,尽可能让群众"不生大病"。

4. 健全综合保障体系,着力构建健康社会

一是强化健康细胞建设。按照试点先行,示范引领,全面推开的工作思路,泸州市于 2016 年在各区县选取 2 个乡镇(街道),4 个村(社区)开展健康村镇、健康细胞示范试点基础上,探索制定健康村镇、健康细胞建设标准及管理办法,全面推进健康村镇、健康细胞建设,筑牢健康城市的微观基础。二是完善基本公共服务。率先在全省建立统一的城乡居民基本养老、基本医疗保险制度,2019 年 1~5 月,全市基本医疗保险参保 472.86 万人,基本医疗保险参保率稳定在 98% 以上,基本实现了"全民医保"的目标。积极构建全民健身圈,2018 年年底,城市建成区拥有体育健身设施社区比例达 93%、行政村体育设施覆盖率为 75%。三是创新食品药品监管。在各市、区县公安局成立食品安全犯罪侦查支队和大队,在乡镇(街道)建立食品药品监管所,每个村(社区)设1 名食品安全协管员,按照每人每月不低于 500 元落实补助和考核奖励,全力提升食品药品安全监督管理能力,切实保障群众"舌尖上的安全"。

5. 以文明城市创建为抓手,发展健康文化

将健康教育和健康促进活动融入文明城市建设,深入开展健康教育"六进"活动,在所有乡镇中心校开设健康课,由乡镇卫生院长兼任学校副校长;建立"健康互助协会"等自治组织,编制健康快板、顺口溜,创新"健康扫盲夜校""健康龙门阵"等载体,将健康知识普及到千家万户。

 三 挑战与展望

(一)医疗卫生服务方向亟待转变

同全国其他地区一样,泸州市优质医疗卫生资源在城市集中,医院越修越大,病人越来越多,大医院人满为患。下一步,泸州将继续深化医疗卫生体制改革,积极探索"县域医共体"建设,实施"按人头付费"的医保支付方式改革,促进医疗卫生服务体系"以疾病治疗为中心向以健康为中心转变",贯彻预防为主方针,遏制慢性病"井喷式"增长势头。

（二）居民健康素养水平提升有效途径需要积极探索

通过全民预防保健服务，泸州市农村居民健康素养水平提升速度较快，但总体素养水平仍低于全国平均水平，健康生活方式的养成仍存在巨大挑战。居民吸烟率居高不下，健康饮食习惯和全民健身运动普及率不高。下一步，将以学生、机关干部、疾病人群为重点开展一系列健康促进活动和健康素养水平提升行动，以"小手拉大手""先进典型示范""疾病人群健康生活方式干预"等带动全社会健康素养水平的提升和健康生活方式的养成。

（三）信息化应用亟待加强

当前，泸州市卫生与健康信息化水平不高，信息壁垒影响互联互通。健康大数据平台和健康智能化应用尚不完善，影响健康城市建设的效率和效果。下一步，将以"智慧健康泸州"建设为抓手，建设健康大数据云平台，实施互联网＋健康战略，以智慧泸州推动健康泸州建设。

【专家点评】

泸州市的健康城市建设有三个特点。一是高校与地方有机结合，形成科学的设计实施评估体系。聘请复旦大学编制《泸州市健康城市发展规划》，政府制定"2020年建成川渝滇黔区域健康中心"的阶段性目标，各级机构通过持续的努力，最后由协和医学院来评估，实现设计、实施与评估独立运行的建设体系。二是建设体系齐全，建设工程具体，考核标准明确。领导、建设、技术支撑体系各负其责，建设标准明晰。建设过程按照梯次推进、简单易操作原则，技术支撑采用顶层设计、定期指导、专项研究等方法，确保健康城市建设科学、规范、持续实施，实现了人人受益、注重群众获得感的效果。三是全民体检有创新。财政拨专款开展全民免费体检，发现了群众的健康家底，更提高了全民的健康意识，为今后的健康管理（分层分类，主动服务）打下了良好的基础。

案例一　实施全民预防保健　探索以健康为中心的服务模式

为切实贯彻以预防为主的卫生工作方针，从2014年9月起，泸州市实施全民预防保健服务体系建设试点，积极探索"以治病为中心向以健康为中心转变"的新路径。试点工作得到党和国家领导人的关注和批示,四川省人民政府将推广泸州市全民预防保健工作作为我省深化医药卫生体制改革近期重点任务。

一、落实"三大任务",建立服务模式

(一) 分组定项,免费体检,人人摸清健康状况

以乡镇卫生院(社区卫生服务中心)为主体,对全市所有常住人口分 6 个年龄组,定期定项进行免费体检。0~6 岁,65 岁以上人群,按国家基本公共卫生服务规范规定项目和时间实施;7~17 岁,按国家中小学生体检规定实施,一年一次;18~34 岁、35~54 岁、55~64 岁这三个年龄组,根据相关年龄段的常见病、多发病疾病谱,结合财力和服务能力确定体检项目和周期。体检方式以组织群众到乡镇卫生院(社区卫生服务中心)体检为主,进村巡回体检为辅,入户上门体检为补充。目前,全市累计免费体检 682 万人次,常住人口按期体检率达 88.48%,累计新查出高血压 13 万人、糖尿病 4.3 万人、慢性病高风险人群 65.92 万人。

(二) 建立档案,动态更新,人人有本健康明白账

按照"一人一档、一户一册、一村一本、一镇一室"的要求,建立个人、家庭健康档案和健康管理台账。在此基础上,依托四川省基层医疗卫生机构管理信息系统,自主研发具有信息采集、健康评估、预警提示、质量控制、监督考核、统计分析"六位一体"功能的泸州市全民健康信息系统,既能为老百姓看病就医带来方便,使健康指导和疾病治疗更具针对性,又能为党委、政府进一步完善政策、措施提供决策参考。

(三) 分层分类,主动服务,人人落实健康管理措施

将全人群分为一般管理人群、重点管理人群、精准管理人群三个层次十二类,明确分类标准和管理措施。以家庭医生团队为主体,对健康人群(一般管理人群)主要是广泛开展健康指导,增强预防保健意识,普及健康知识,倡导健康生活方式。健康指导的方式包括发放科普资料、健康生活工具(如限盐勺、控油壶等),举办健康夜校、健康院坝会等。在中小学校,上好健康指导课,开展"预防保健从娃娃抓起""小手牵大手"等主题活动。在企业,加强职业健康指导,积极落实职业病防控措施。对慢性病高风险人群(重点管理人群)加强随访管理和生活方式干预,并定期开展相关危险因素指标监测,评估管理效果。目前全市管理慢性病高风险人群 94.69 万人。对疾病人群(精准管理人群)落实分级诊疗,加强临床干预,纳入监测管理。对不配合管理的或有家庭特殊困难的,落实"2+1"管理措施,基层干部参与管理。目前,全市精准管理服务 9.05 万人。贫困人口家庭医生签约率达 100%。

二、强化"三大保障",促进持续发展

(一) 组织保障

全民预防保健既是一项业务工作,更是一项群众工作,泸州市成立市长任组长的组织领导机构,明确各级各部门工作职责,落实党政"一把手"责任,强化督查考核,发挥基层干部贴近群众、熟悉情况、群众工作经验丰富优势,通过召开院坝会、红白喜事、入户动员、典型引导等途径,组织动员群众积极参加预防保健活动。

(二) 能力保障

一是市、区县财政累计投入 4.5 亿元加强基层医疗卫生服务体系建设。按二级乙等医院标准新、改、扩建 18 个中心乡镇卫生院,按照无床卫生院标准新、改、扩建 232 个中心村卫计站,并对全部乡镇卫生院和社区卫生服务中心,按"一站一馆三区"(即健康管理工作站、中医馆、儿童预防保健区、妇女保健和计划生育服务区、基本医疗服务区)模式建设,3 488 个村卫计站,2 404 个建成甲级村卫生站。基本实现小病不出村,大病不出县的就医格局。二是市、区县财政累计投入 3.2 亿元加强基层人才队伍建设。按照"县招乡用,乡聘村用"的办法引进人才;按照 5.8 万元 /(人·年)的标准解决乡镇(街道)医疗卫生人员待遇,并按 60% 标准补助乡村医生购买养老保险,留住了人才,稳定了队伍;大力实施基层卫生人员"千人培训计划",切实提升基层医疗卫生机构服务能力和水平。三是从 2016 年起,投资 3 000 余万元,采取"以租代建"的方式建成覆盖省、市、县、乡、村五级的全市医疗卫生机构的远程医疗系统,将优质资源下沉,提升基层服务能力。

(三) 经费保障

市、区县将全民预防保健工作经费纳入常年预算,按照 7~64 岁人群每体检 1 人补助 65 元(2019 年起调整为 95 元),每管理一人补助 30 元的标准保障基层医疗卫生机构服务经费。据统计,每年支出全民预防保健经费 1.8 亿元左右,约占全市一般公共预算支出的 0.5%。

三、取得"三赢"初步成效

据调查,实施全民预防保健以来,泸州市居民健康状况实现"两升三降":人均期望寿命从 2015 年的 77.46 岁上升到 2018 年的 78.38 岁;居民健康素养水平由 2016 年的 9.21% 提高到 2018 年的 15.86%;婴儿死亡率、5 岁以下儿童死亡率、孕产妇死亡率分别由 2015 年的 4.25‰、7.58‰、12.58/10 万下降到 2018 年的 2.9‰、4.77‰、7.26/10 万,优于全省平均水平。群众普遍认为,党委、政府关心农村群众疾苦,是在为他们办实事、办好事,三次民意测评显示,群众

的满意率达95%以上。基层卫生院的院长们高兴地说:"实施全民预防保健服务体系建设,使我们至少加快了10年的发展速度。"

| 案例二 | 以人为本　细处着手
在农村建设健康学校 |

泸州市龙马潭区永寿学校是一所700余人的农村小学,永寿学校在健康学校创建中,巧创意,从细微小事出发,打造"健康校园、安全校园、文明校园"。

一、巧创意,打造"健康学校"

(一) 修建洗鞋池,建设洁净校园

农村孩子上学,晴天一身灰、雨天一脚泥。学生进校,学校操场、楼道、教室到处是泥块、泥浆;窗台、书桌经常被灰尘覆盖。大课间活动时尘土满天,打扫卫生时"烟雾弥漫",不仅没有锻炼好身体,还影响了健康。为了让孩子们从小养成讲卫生的好习惯,营造干净整洁的校园环境,学校投入2 000余元在校门口修建了洗鞋池。洗鞋池长约2米、宽约1.5米,水池上水平放置钢架,钢架上放置网格胶垫,钢架下是20厘米的蓄水池,水面漫过胶垫约2毫米。在洗鞋池旁边还修建了一个长2米、宽40厘米的刷洗池,上面一字排开安装了5个水龙头,旁边放置刷子、毛巾等。学生进校时,只需从网垫上走过,尘土就自然脱落在水中;鞋底上有泥土的,就在刷洗池边用刷子刷,用毛巾擦。刚开始时,学生不配合,学校安排了卫生监督岗、值周教师共同监督;在大课间活动时,相互观察评比谁的鞋子最干净。渐渐地,洗鞋成了学生进校的第一件事。洗鞋池不仅洗净了尘土,还洗净了孩子们的心灵,自觉养成了讲清洁、讲卫生的好习惯,就连接送孩子的家长也会将鞋子刷得干干净净。小小洗鞋池,让学生身上干净了,让校园清洁了。四川新闻网专题报道:"一所可以在"地上打滚"的农村学校"。

(二) 自制摸高器,促进自我锻炼

为促进学生经常锻炼,学校将篮球运动作为学生强身健体的特色项目。在篮球运动中,弹跳能力是很重要的,怎样才能更好地训练学生的弹跳能力呢? 学校因地制宜,自制"摸高器"。用学校10个"篮球小明星"相片,按照一定的落差,挂在操场边的一棵榕树树枝上,学生们每每走过这里,很自然地就会跳起摸一下。在摸高过程中,锻炼了身体,强健了体魄。而且,被挂上去的小

明星们,也很有自豪感,也给全校学生树立了榜样。学校还制作了"立定跳远器",就是地上用油漆画一条起跳线,然后再画上一把尺子,学生每一次跳跃,都能有自己的目标,也很方便检查自己的成绩,跳远也就成了一件愉快而充满挑战的事情了(图 1)。

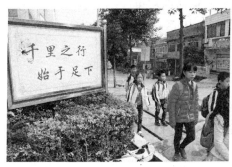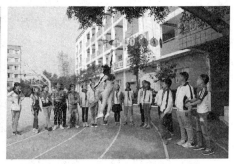

图 1 健康校园建设

(三)感应控水器,时时保洁控水

学校生活用水靠人工抽水到水池供水,水池不大,蓄水不多。学校的厕所是沟槽式的,靠向蓄水箱充满水后放水冲,放满一水箱水至少需要 5 分钟。学校厕所要么大便后无人放水,厕所臭气熏天,要么水龙头一直开着,水一直哗哗地流,一会水池就干了,无水可用。仅花费 2 400 余元,学校安装了红外线感应自动冲水控制器,有人入厕所,自动向水箱注水,人走后,自动冲洗,延时关闭。厕所干净了,用水节约了,孩子们"如厕文明"也从小得到培养和树立。

(四)直饮水工程,保障饮水安全

饮用水安全一度是学校最头疼的事情。由于取水点水质问题和供水站处理不到位,学校饮用水检测均为不合格。为了师生饮用水安全,学校每年耗资 2 万余元引进直饮水项目,在全校各办公室和各层楼安放了直饮水机供师生免费饮用。从自来水厂到学校的水,经过滤芯处理后,在各楼层的直饮水机处烧开,并冷却到合适的温度供学生饮用。如此一来,学生饮水安全了,也避免了烫伤事故。

二、巧布局,打造"安全学校"

(一)隔离式停车场,实现人车分流

以前,学校车辆全部停在校园内,与学生同一个校门进出。每逢上下学高峰,学生、家长、教师以及车辆拥挤不堪,甚是危险。学校利用教学楼后空地修建了简易停车场,设立独立车行通道,所有车辆一律不进校园,消除了车辆进出安全隐患。

(二) 地毯运动场,减少运动伤害

为了向学生提供体育锻炼的场地和器材,学校安装了单双杠等健身器材,但安装好不久,连续发生了几起安全事故,学生有不同程度的受伤。怎样才能最大限度地保护好学生呢? 办法只有一个,让地面尽可能的柔软。学校在地面上铺上一层厚厚的河沙,然后在沙上铺上人工草坪。从此,学生几乎没有再受伤,这里成了孩子们的乐园。

(三) 细化安全教育,提高安全意识

学校校门口坡陡弯急,每天校门口来往车辆频繁,安全形势严峻。学校开展了校警联动维护上下学秩序,发放告学生家长书,各班开展学生安全教育,尤其加强横穿公路的安全知识培训,保障了师生校门口的安全。

三、巧安排,打造"文明学校"

(一) 排队打饭,养成文明习惯

民以食为天,每天中午放学,学生为了最先打到饭,飞奔到食堂"抢饭"。为营造文明的就餐秩序,学校以班为单位,每日循环安排班级打饭顺序,班级里的学生也按照循环排序的方式依次就餐,学生就餐变得井然有序,成为学校的一道风景线。通过排队打饭,依次就餐,学生养成了文明习惯。

(二) 见缝插针,加强文明教育

学生排队打饭是无聊的,总是打闹、讲话。强行制止的方式简单粗暴,无法达到教育效果。学校就在墙壁上安装了一个电视,播放 NBA 球赛、安全教育视频、健康教育视频给学生看,文明就餐、宣传教育,一举两得。楼道、操场是学生经常经过和活动的地方,学校充分利用这些位置,制作健康、文明标语,时刻提醒学生哪些是文明行为、如何做一个文明的孩子。进出校门是开始和结束一天校园生活的时间点,学校培养学生进出校门时向值周老师和同学敬礼和问好。

(三) 评选比拼,促进文明行为

为进一步促进学生从小养成文明行为,学校结合农村学生实际,组织开展了各类文明行为评选活动。制定了"光盘之星""道德之星""美德少年""文明之星"等评选标准,利用班会、朝会时间由老师带领学生学习,值周师生加强文明行为的督促,学期末开展各类评选活动。评选活动潜移默化地将文明的意识植根于学生心中,学生行为也就逐渐文明了、规范了。

在健康学校创建中,永寿学校根据农村学校特点,因地制宜,从细微处入手,巧创意,少投入,易实施,解决很多"大事情",为农村地区创建健康学校提供了很好的范式。

践行健康融入所有政策
共建共享健康美丽合川

【概述】

　　2017年,合川区全面启动健康城市试点建设工作,加强组织机构和人员队伍建设,突出社会发动、阵地建设及主题活动的引导作用,整体推进,重点突破,培育示范亮点,不断完善健康环境、健康社会、健康服务、健康人群、健康文化的内涵和形式,努力探索健康城市建设之路。开展了"政府规范性文件健康影响试评价"研究,试点探索建立经济、规划、环境、建设、交通、农业、教育、住房等经济社会发展规划和政策对健康影响审查和评估制度,力争及早、主动实施干预,从源头上消除健康隐患。通过近两年的努力,合川区基本形成了政府主导、部门协调、全民参与的工作模式。成功创建健康社区(村)65个、健康家庭5 000户(示范健康家庭120户)、健康单位52家、健康企业14家、健康学校78个、健康医院32个;新建全民健身中心1个、健康主题公园3个、健康主题广场2个、健康步道6条,健康小屋40个,健康文化墙10条。市民健康素养水平大幅提升;水气环境治理、人均绿地拥有率、社区体育健身场地面积等相关指标均有优化提升。

一 建设背景

　　合川区,位于长江上游地区,重庆西北部。1998年成功创建重庆市卫生城市,2011年又启动"五城联创",城市硬环境和软实力得以大幅提升。2013年,启动创建国家卫生区工作,于2014年成功获得国家卫生区称号。2016年11月,全国爱卫办将合川区纳入全国健康城市首批试点建设行列,2017年合川区正式迈向健康城市建设试点工作道路。

二　主要健康问题

一是慢性非传染性疾病是居民的主要死因。2017 年合川区全人群死亡原因主要为心脑血管疾病(占 44.82%),其次是肿瘤(占 27.77%)。群众生活饮食行为为习惯酸辣口味、多盐多油。二是居民健康素养较低。居民健康素养水平低于全市和全国平均水平,2017 年为 11%。三是全年空气质量优良天数比较低。2017 年优良 252 天,优良率为 69.04%,低于国家环境空气质量优良天数占比 >80% 的要求。四是无害化卫生厕所普及率较低。2017 年无害化卫生厕所普及率为 59.84%,离国家要求的 2020 年无害化卫生厕所普及率达到85% 还有一定的差距。

三　主要做法

(一) 强化组织领导

合川区区委、区政府高度重视健康城市建设工作,将健康城市建设试点工作纳入政府工作报告,成立以区委书记为指挥长的健康城市建设指挥部,由区长、区委副书记担任副指挥长,各分管区领导为指挥部成员的建设全国健康城市试点工作领导小组,印发了《合川区建设健康城市试点工作方案》,明确了全区健康城市建设工作任务和方向,做到目标清晰,任务具体,职责分明。

(二) 开展基线调查

根据《全国健康评价指标体系(2018)版》包括 5 个一级指标,20 个二级指标,42 个三级指标,合川区开展《合川区慢性病及其危险因素监测调查》及《合川区居民健康素养监测调查》。根据调查指标调查结果,召集区级各镇(街)、区级部门、企事业单位、社区等负责人召开健康城市建设论坛 5 次,进一步论证建设指标的可行性等,形成了《合川区影响健康城市建设工作基线报告》。编制了《合川区 2016—2020 年健康城市建设试点工作规划》,拟定了一批重点建设项目,明确了重点任务和工作进度建设总目标和阶段性目标,为下一步健康城市建设规划好建设蓝图。

(三) 制定健康政策

为扎实推进健康城市建设试点工作,全面落实"将健康融入所有政策",健全完善公共卫生保障机制,实现"健康合川"目标,成立了市、区两级专家组成的健康专家库,选聘重点领域专家 90 余名。制定下发了《将健康融入所有政策工作指导意见》《合川区公共政策健康审查制度(试行)》等政府性文件。明确各镇街是落实"将健康融入所有政策"的责任主体,各部门是"将健康融入所有政策"的实施主体和具体职责。2018 年,"将健康融入所有政策"专题被纳入领导干部教育培训班次计划,组织 200 余名干部在区党校参加了培训。

(四) 健康环境持续改善

　　一是大力实施蓝天碧水行动。动态掌握空气质量状况及变化趋势,投入了 300 余万元,建成 2 座 PM2.5 空气自动监测站。全面推行"河长制",区级领导包干辖区干、支河流,真正将"河长制"转化为"河长治"。基本建立了"一河一档"、形成"一河一策"。投入资金 2 045 万元,开展了燕窝三叉河、铜溪两岔河、南溪河源头二郎段和古楼段水资源涵养保护及水生态修复项目。二是优化产业结构。以节能减排为"抓手",推进淘汰落后产能,促进产业结构调整。淘汰了落后生产线 32 条。严格执行控尘八项规定,建成扬尘控制示范工地和示范道路各 5 个。三是农村环境卫生有效治理。建立完善的垃圾转运体系,城镇生活垃圾无害化处理率达 100%,所有行政村配置农村生活污水治理设施。四是强化病媒生物防制。投入病媒生物防制经费 2 000 万元,增设灭鼠毒饵站 6 万个、防鼠网 5 万余个、灭蝇灯 7 560 个;每年组织 4 次集中统一投药(图 1)。

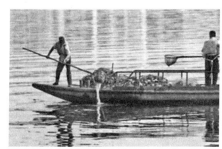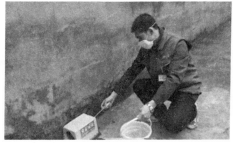

图 1　加强环境治理

(五) 健康社会和谐发展

　　一是深入推进医保领域改革。加快推进城乡社保一体化改革,健全大病保险制度,出台了医保个人账户家庭共济和慢性病医保门诊管理等惠民政策。继续有序推进机关事业单位养老保险制度改革,稳妥落实机关事业单位养老金待遇调整工作,并做好养老保险新老制度衔接。二是深入推进全民参保工作。为加强参保征缴工作,努力提高城乡居民参保积极性。持续深化医保支付方式改革,科学编制医疗保险总金额控制方案,并不断完善符合医疗服务特点的医保支付体系。积极落实贫困人员参保资助政策,实现了贫困人员 100% 资助参保。三是实施健康细胞培育。按照"以点带面、整体推进"方针,组织实施了健康村、社区、家庭、单位、企业、学校、主题公园、步道等 8 项细胞工程项目。通过申报、培育、评估和考核,截至目前,成功创建健康社区(村)65 个、健康家庭 5 000 户(示范健康家庭 120 户)、健康单位 52 家、健康企业 14 家、健康学校 78 个、健康医院 32 个。

(六) 健康服务持续优化

一是健全医疗服务体系。加快卫生重点项目建设,区人民医院完成"三甲"初评问题整改,做好终评准备。区中医院、区妇幼保健院积极推进三级专科医院创建。申报市级重点(特色)学科 2 个,立项 1 个,稳步推进 34 个区级重点(特色)专科建设。推进远程医疗,建成远程心电平台、远程影像诊断中心。二是推动智慧医疗提升。投入 1 680 万元,搬迁扩容中心机房,启动家庭医生签约等 7 个信息系统建设项目,在区人民医院等 3 家医院开展智慧医院建设,推行预约诊疗、移动支付和诊间结算等"互联网 +"服务。在区、镇两级公立医院及市民卡智慧医疗应用覆盖的社区卫生服务机构(乡镇卫生院)推广应用,覆盖率 100%。三是强化疾病预防控制。加强重大传染病防治,建成艾滋病、结核病"三位一体"防控模式,完成了第三轮艾滋病综合防治示范区终期评估工作。四是加强国内医疗合作。与上海东方肝胆外科医院、上海交通大学合作共建吴孟超院士工作站,打造了区域医疗中心,提升了医疗服务水平。

(七) 健康人群日益庞大

一是实施"十百千万"健康教育志愿服务。依托红十字会无偿献血志愿者团队,成立了 10 个健康教育志愿者组织;招募了一批社会健康促进志愿者共计 100 名,通过对其进行系统培训,大力开展进机关、进学校、进企业、进社区、进农村等活动,每年开展志愿服务 1 000 场,辐射 10 000 个家庭掌握基本健康生活方式技能。在全区招募了 325 名健康生活方式指导员,把合理膳食、科学健身、慢性病预防、健康素养 66 条等健康知识和理念在人群中广泛传播。二是开展应急救护志愿服务工作。率先在汽车站、公园、旅游景区等公共场所及部分健康促进机关、社区、学校配置自动体外除颤器(AED)设备,共计 30 台。为促进公众对除颤仪设备的使用熟悉程度,最大限度发挥急救设备的社会使用效益,还在合川区红十字会组织成立了公众卫生应急救护培训基地,常态化对公众开展除颤仪操作暨心肺复苏培训,公开招募社会应急救护志愿者 50 余名。三是大力开展全民健身活动。举行了 2018 国际龙舟联合会世界杯、中国体育彩票 2018 年合川区业余足球联赛等重要体育赛事。连续举办区运动会、"江润紫云玲杯"合川周末篮球联赛、钓鱼城登山邀请赛等全民体育赛事,参赛人数达 8 000 余人次。重点领域常态举办体育健身比赛,如辖区学校组织举办合川区中小学生足球、篮球、乒乓球、跆拳道、跳绳比赛;辖区机关事业单位组织举办职业人群健走、万步有约健身活动;辖区社区组织举办中老年人健康舞蹈比赛、全民广场舞比赛等活动,有效调动了群众参与全民健身活动的积极性(图 2)。

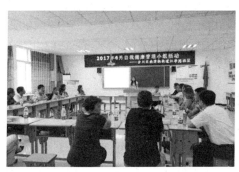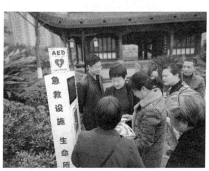

图 2　开展健康活动

(八) 健康文化日趋浓郁

一是拓展健康宣传载体。在合川日报设置健康专刊;在电视台开办"百姓健康""生活帮"节目;在广播电台开设"江晨你早"健康节目;在手机报温馨提示栏定期推送健康核心知识;为移动、电信手机用户推送健康知识公益短信;利用城区小区电梯视频、公交车车载视频、公交车车身广告、公交车站台广告、户外大型 LED 屏及高速路广告牌等载体全覆盖进行健康知识宣传。二是突出健康宣传亮点。创新"互联网 +"宣传,打造"健康合川"微博、"健康合川"微信公众号,率先搭建线上的健康知识有奖竞答平台,开展"健康知识万人竞答"活动,吸引群众主动获取健康知识及卫生政策。三是搭建健康宣传平台。在重要节日纪念日宣传时段,开展多部门联合参与的大型健康主题活动 10 余次,覆盖人群 2 万余人。四是实施健康阵地建设。新建全民健身中心 1 个、健康主题公园 3 个、健康主题广场 2 个、健康步道 6 条、健康小屋 40 个,健康文化墙 10 条。在全区社区(村)、学校、医院、机关、企事业单位共设置健康教育固定宣传栏 2 060 块,常态化更新宣传健康知识。

四　初步成效

(一) 组织保障不断完善

政府把"将健康融入所有政策"作为应对和解决人群健康问题的核心策

略,初步建立"将健康融入所有政策"长效机制。已形成了政府主导、部门协调、全民参与的工作模式。

（二）改善了生态环境和生活环境

空气质量指数逐步提高,2018年空气质量优良天数282天,较2017年增加30天,空气优良率为73.9%;集中式饮用水水源地水质达标率均为100%;生活垃圾无害化处理达到100%;无害化卫生厕所普及率67%,较2017年提高了7.17%;人均公园绿地面积18.77平方米。

（三）居民健康素养和健康状况不断提升

居民健康素养水平全面提高,截至2018年底,全区居民健康素养水平达到21.38%,较2017年提高了10.38%;成人吸烟率降到24.5%,经常参加体育锻炼的人数增加至52%,较2017年提高了8.6%;累计建成各类健康场所200多个。

 五　工作展望

合川区建设健康城市试点工作以文明城区创建为契机,各方面工作得到不断巩固和深化,本地健康评估报告初步形成,但还存在较多的问题,下一步将围绕以下工作推进。

（一）突出宣传倡导,坚持政府推动与群众参与相结合

建设健康城市既是一项群众性的活动,也是政府的重要工作。要广泛开展宣传,让人民群众充分认识到建设健康城市与提升其生活质量与水平密切相关,唤起全社会参与创建的热情,在共建中共享、在共享中共建,营造人人参与创建的浓厚氛围。

（二）突出整体推进,坚持短期任务与远期目标相结合

要根据合川区实际情况,对建设健康城市的总体目标和努力方向进行规划,既要注重统筹规划,又要立足项目建设,突出重点,攻克难点,典型引导,整体推进,尤其要加大城乡环境生态修复治理,深化医药卫生体制改革,有序有效地推进健康社区、健康单位和健康家庭建设。

（三）突出以人为本,坚持发展经济与改善民生相结合

开展健康城市创建活动,根本目的是改善城市环境,提升民生水平,促进

社会和谐发展。能否顺利推进创建活动,加快经济发展、保证必要投入是关键。为此,在创建过程中,必须紧抓加快发展这一核心,围绕保障和改善民生这一根本出发点和落脚点,加强领导,加大投入,着力解决人民群众最关心、最迫切、最直接的利益问题,让人民群众共享发展成果,提升生活质量。

【专家点评】

重庆市合川区于 2016 年开始健康城市建设工作,建设时间虽然短暂,但已经体现出了良好的发展势头。在首批 38 个健康城市试点城市中,合川的经济和人口规模都属于相对较小的一类,因此在健康城市的建设上无法像大城市一样全面铺开。但城市小也意味着政府管理层级少、执行力强,在落实"全社会参与"和"全政府参与"的健康城市建设原则上具有天然的优势,其经验做法可供百万左右人口的中大型城市参考。合川区政府以"将健康融入所有政策"为核心,采取了"政府主导、统筹部署;开展调查、制定规划;政策融入、倡导健康"等建设策略,提出了一批富有特色的建设方法。例如制定了《合川区公共政策健康审查制度(试行)》并开展"政府规范性文件健康影响试评价"研究,对经济社会发展规划和政策对健康的影响进行审查和评估。这项政策为落实"将健康融入所有政策"提供了制度上的保障。合川成立一把手挂帅的健康城市建设指挥部,提供了组织上的保障;从自身实际情况出发,优先开展传播健康文化、提升健康服务质量和培养健康行为等低成本、见效快的行动;结合城市建设,开展了如农村厕所改造和污水治理等环境整治行动,取得了良好的成效。

案例　　推进"厕所革命"改善人居环境

"厕所革命"是改善人居环境的重要举措。过去,很多农村地区使用旱厕,无冲水设备、下水道以及分解处理粪便的设备,到了夏天臭气熏天,蚊蝇乱飞,不仅影响生活质量,还严重损害人们的身体健康。截至目前,全区共计完成无害化卫生厕所(户厕)改造建设 22.1 万户,无害化卫生厕所普及率达 71%。

一、主要做法

(一) 加强组织领导,着力强化工作统筹保障

一是强化组织领导。成立了以分管副区长为组长,牵头部门负责人为副组长,区生态环境局、区住房城乡建委、区农业农村委、区文化旅游委、区畜

牧兽医中心及全区 30 个镇街主要负责人为成员的工作领导小组。二是强化资金保障。在财力十分困难的情况下,区财政千方百计筹集了 3 年农村改厕工作所需资金 7 700 万元,按户均 1 000 元的标准补助各镇街,目前已投入使用 3 320 万元,专项用于改造建设工作。三是夯实任务分解。制定了《合川区2018—2020 年农村卫生厕所改造建设工作实施方案》,明确了改造建设的总体任务、实施范围、实施标准、工作步骤,将改造建设任务分解到各镇街,确保了农村改厕工作推进。

(二) 加强宣传发动,努力提高群众参与热情

着力解决群众参与积极性不高的"牛鼻子"问题。一是统一宣传口径。用简单易懂的语言,对改造建设工作的目的意义进行了提炼,将"三无一有",即:"无臭味、无病害、无污染、有肥效"作为统一的宣传口径,编印全区性宣传资料 10 万份。二是注重现场讲解。逐村进行院坝宣讲,面对面给群众介绍孟加拉国改造经验,生动形象地讲解苍蝇生活习性、传统粪坑诸多弊端,努力引导群众思想由"要我改"向"我要改"转变。三是开展主题宣传。围绕"共推'厕所革命' 共促卫生健康"的活动主题,组织全区 30 个镇街,在其辖区范围内大力宣传农村卫生厕所的目的和意义。发放宣传折页 10 万余份,制作广告宣传牌 156 块;设置"农村改厕"知识宣传橱窗 60 块。四是强化媒体宣传。在抓好报刊、电视台、广播电台、政府网站等传统媒体宣传的基础上,注重抓好"健康合川""康小妹"等微信自媒体宣传,成立工作微信群,定期推送宣传信息 1 000 余条,制作专题简报 26 期。

(三) 强化规范引领,确保改造建设稳妥推进

努力避免重复建设、低效建设。一是统一建设标准。根据《重庆市户厕建设管理规范》,因地制宜细化了三格式化粪池及厕屋建设标准,明确其规格、功能等相关要求。在全区范围内全部统一要求改造建设为三格式化粪池。二是强化业务培训。每年召开全区农村卫生厕所改造建设工作培训会2 次,先后培训镇街农村改厕技术骨干 2 200 余人,确保改造建设工作规范化、标准化推进。三是注重示范带动。按照"示范引领、以点带面、集中连片、整村推进"的原则,要求每个镇街确定 1 个示范村 2 个示范点优先推进,通过标准化建设和典型示范,逐步形成以点带面、集中连片、整村推进的建设局面。

二、主要成效

(一) 大幅提高了农村卫生厕所普及率

2017 年,合川区农村无害化卫生厕所普及率仅为 59.84%。截至目前,农村无害化卫生厕所普及率已达 71%。

（二）有效控制了疾病的发生和流行

通过开展农村改厕，对粪便实施无害化处理，有效杀灭粪便中的细菌和寄生虫卵，减少蚊蝇孳生，实现了从源头上预防控制疾病的发生流行。

（三）明显提升了农民群众文明卫生素质

通过进行厕所改造，帮助群众改变不良卫生习惯，农村居民健康知识知晓率和个人卫生行为形成率得到明显提高，调查显示群众满意率达95%以上。

三、努力方向

通过两年的努力，合川区基本完成计划建设目标。随着无害化卫生厕所的普及，老式的农村旱厕、露天粪坑将逐渐成为历史，农村人居环境得到改善（图3）。

（一）强化认识，加强领导，确保完成目标任务

进一步统一思想，提高认识，强化组织领导，制定具体推进方案。定期召开工作推进会，加强督查指导，及时解决镇、村两级在改造建设中遇到各种困难和问题，确保工作顺利推进。

（二）加强宣传，广泛发动，积极营造浓厚氛围

进一步加大宣传力度，让广大群众真正认识到农村改厕的好处。通过新闻媒体、各种宣传活动等有效方式，积极宣传改厕的科学道理，增强农民群众的卫生意识，改变传统的不良习惯，增强农民群众改厕积极性和主动性。

（三）完善机制，强化督促，全力推进改厕工作

在农村卫生厕所改造建设完成后，持续做好检查维护、定期清理、粪渣资源化利用等后续管理工作，形成"建、管、用"并重的长效管理机制，切实把农村卫生厕所"建起来、管起来、用起来"。

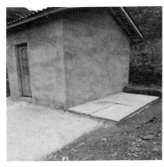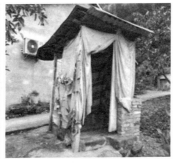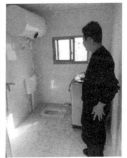

图3　无害化卫生厕所改造建设前后

立足市情　精准施策
推进健康宝鸡建设提质增效

【概述】

近年来,宝鸡市加快推进城镇化进程,人民群众的获得感、幸福感逐年提升,与此同时,一些"城市病"不断凸显,主要有:生产生活环境方面,机动车尾气、工业粉尘等治理任务较重,城市近郊生活垃圾处置相对滞后;基础设施建设方面,集贸市场和公厕布局不尽合理,一些路段交通不畅,城中村、老旧居民区基础设施陈旧缺失,小餐饮、小作坊等小门店卫生条件不够好;群众健康素养方面,健康防病意识和自我保健能力亟待提高,缺乏锻炼和吸烟等不良习惯比较常见。这些"城市病"严重影响城市建设与人的健康协调发展。为着力解决影响健康的各类问题,提高城乡居民健康投入与产出绩效,宝鸡市始终把卫生与健康事业放在优先发展的战略地位,把健康城市建设作为全面落实《"健康中国 2030"规划纲要》的重要抓手,针对城市居民主要健康问题,及时制定健康城市发展规划,通过倡导健康理念、普及健康生活、优化健康服务、完善健康保障、建设健康环境、发展健康产业,对威胁居民健康的主要危险因素实施精准干预策略,并进行精细化评价,用相对有限的投入实现了较好的健康产出,全方位、全生命周期地维护和保障了人民健康,人民健康水平得到大幅度提升。

一　背景

宝鸡市地处我国陕西关中平原西部,是炎帝故里、周秦文明发祥地和国家关中—天水经济区副中心城市,辖 3 区 9 县和 1 个国家级高新技术产业开发区,总面积 1.81 万平方千米。2018 年末,宝鸡市常住人口 377.10 万人,人口出生率 8.81‰,死亡率 4.88‰,人口自然增长率 3.94‰。2018 年,宝鸡人均

GDP、人均地方财政收入和居民人均可支配收入均低于全国和陕西省平均水平，属于西部欠发达地区。

作为西部欠发达地区，如何用相对有限的投入实现最大化健康产出，一直是宝鸡市委、市政府深入思考的重大民生问题。为打造健康环境，市委、市政府及时启动了"国家卫生城市"创建工作，并于 2005 年在陕西省率先建成了首个"国家卫生城市"。为提升全域环境卫生水平，市政府采取以奖代补形式，推动各县区积极创建"国家卫生县城"，并于 2013 年在西部地区率先实现了"国家卫生城市""国家卫生县城"全覆盖。为打造国家卫生城市升级版，2010 年 6 月，市政府启动了"健康宝鸡"全民健康教育行动计划，2015 年 9 月，市政府印发了《宝鸡市健康城市建设三年规划(2015—2017 年)》，明确了健康城市建设的总体要求和行动计划。2017 年 9 月，市委、市政府作出《关于推进健康宝鸡建设的决定》，印发《"健康宝鸡 2030"规划纲要》。2018 年 9 月，市委、市政府成立健康宝鸡建设工作委员会，同年 10 月印发《关于推进健康细胞示范建设的实施意见》，全面启动健康机关、军营、社区、村庄、学校、企业、医院、家庭等八大细胞建设工作，健康城市建设进入新的发展阶段。

 ## 二　健康问题

为精准施策，2018 年宝鸡市与复旦大学合作开展调查研究，基本掌握了宝鸡地区居民主要健康问题。

1. 居民健康素养水平不高

我市居民获取健康信息的渠道比较单一，部分居民对相关健康信息不能完全或正确理解与辨识。2017 年，宝鸡地区 15 岁及以上居民吸烟率高达 25.5%，经常参加体育锻炼率为 36.8%，居民对心理健康重视程度不高，全市城乡居民整体健康素养水平为 11.38%，低于全国平均水平。

2. 健康支持性环境建设有待加强

大气污染等防治任重道远，农村环境卫生与健康支持性环境亟待加强，健康镇村建设刚刚起步，食药及生产、道路等安全工作有待进一步加强。

3. 慢性病依然是威胁居民健康的主要疾病

2013 年调查显示，宝鸡地区 15 岁及以上居民慢性病患病率(按患病人数核算)为 36.13%，因慢性病死亡占总死亡 80% 以上，慢性病造成的疾病负担占总疾病负担 75% 以上，依然严重威胁居民健康。

4. 传染病对居民健康威胁依然存在

艾滋病报告发病率呈逐年上升态势，耐药结核病不断出现，狂犬病时有发生，2017 年甲、乙类传染病发病率为 134.60/10 万。

5. 医疗服务需要进一步优化

基层医疗卫生服务能力需要提升,市区医疗资源比较集中,县域医疗资源相对不足,2017 年每万人口拥有全科医生数、公共卫生人员数分别为 3.06 人、8.38 人。

 ## 三 主要做法

1. 多措并举推动、提升居民健康素养水平,为健康宝鸡建设奠定坚实基础

(1) 对全市居民进行分类,机关、企事业单位先行,定期开展健康素养宣传活动,带动全社会健康素养水平提升;以基层医疗卫生机构为骨干,以村委会、居委会、社区为主阵地,面对城乡居民开展健康素养提升活动。

(2) 充分发挥辖区主流媒体作用,广泛开展健康素养宣传、讲座推介等活动。

(3) 发挥信息化作用,开设健康宝鸡等多个微信公众号,及时向居民推送健康素养核心知识。

(4) 发挥小手拉大手作用,开展校园健康素养传播行动。

(5) 组建健康素养宣传志愿者服务队,定期深入薄弱区域开展活动。

(6) 打造健康大使,发挥典型示范作用,传播健康素养知识。

2. 多管齐下干预,促进居民健康行为养成,为健康宝鸡建设提供基本保障

(1) 通过基线调查,以乡镇(街办)为单位,将全人群分为健康人群、高危人群、慢性病患者 3 类,针对不同人群有针对性地开展不健康行为干预工作。

(2) 发挥基本公共卫生服务项目作用,对健康人群,主要以健康行为生活方式宣传为主;对高危人群,主要以行为干预、激励机制及警示教育为主;对慢性病患者,主要以患者自我管理小组相互监督、鼓励及管理为主。

(3) 干预实施主体主要为经过培训和测试合格的基层医疗卫生机构专业人员。

3. 以健康细胞示范建设为切入点,推动健康城市建设

成立组织机构,成立健康宝鸡建设工作委员会,在市卫健委设市健康办,总体负责健康宝鸡建设的组织协调和日常工作。全面安排部署,召开专题会议,部署健康机关、军营、村庄、社区、学校、医院、企业、家庭等八大健康细胞建设工作,联合市级牵头部门,分头制定 8 类健康细胞示范建设实施意见及评估指标体系,形成"1+8"健康细胞示范建设政策标准体系。强调落地见效,针对

部门衔接、业务能力等建设中存在的重难点问题,通过专题研究培训、成立专家组指导等方式,推动各项工作有效落实。

4. 坚持精准施策,不断提高传染病防控工作水平

对全市易发、多发、高发的 10 种重点传染病分病种制定了精准化防控措施,并定期对县区有关人员进行培训与指导,不断提高全市重点传染病防控工作水平,有效降低了重点传染病对居民健康的危害。2018 年,全市甲类传染病无发病,乙类传染病报告发病率为 127.32/10 万,低于全国平均水平(186.31/10 万)。

5. "三医联动",持续优化医疗服务水平

作为全国首批公立医院改革试点城市,宝鸡市坚持"三医联动",不断完善医院运行机制改革,持续深化医保支付制度改革,加大医药、耗材等集中招标采购力度,在全国较早实现了 95% 以上患者在县域就诊的目标,群众"看病难、看病贵"问题得到有效缓解。

四　建设成效

1. 健康环境不断改善

生活饮用水水质达标率、集中式饮用水水源地安全保障达标率均保持在 100%,高于 2020 年国家目标;生活垃圾无害化处理率均保持在 100%;国家卫生县城(乡镇)占比、农村无害化卫生厕所普及率持续上升。

2. 健康社会初步形成

新农合医保支付住院比例持续上升,城市人均体育设施用地面积高于国家目标,每千人拥有社会体育指导员人数持续增长。职业健康检测覆盖率不断提升,食品抽样检验率呈增长趋势。

3. 健康服务不断优化

严重精神障碍患者规范管理率持续增加,儿童系统管理率和孕产妇系统管理率均超过 2020 年全国目标,每万人口全科医师数不断增加,超过 2020 年国家目标,中医药服务的基层医疗卫生机构占比大幅高于国家目标,每千人口医疗卫生机构床位数和医疗卫生支出占财政支出的比重持续增加。

4. 健康人群不断扩大

婴儿死亡率和 5 岁以下儿童死亡率逐年下降,且低于国家目标。孕产妇死亡率低于国家目标。甲、乙类传染病发病率持续下降。

5. 健康文化更加普及

15 岁以上成年人吸烟率有所下降,经常参加体育锻炼人口比例略微增加,"全国志愿服务信息系统"中注册的志愿者比例有所增加。

表1 宝鸡市健康城市指标情况

指标	宝鸡市水平		
	2015 年	2016 年	2017 年
生活饮用水水质达标率 /%	100	100	100
集中式饮用水水源地安全保障达标率 /%	100	100	100
生活垃圾无害化处理率 /%	100	100	100
公共厕所设置密度 /(座·km^{-2})	5.6	5.5	5.3
农村无害化卫生厕所普及率 /%	9.8	10.2	20.4
人均公园绿地面积 /(m^2/人)	12.3	12.3	12.3
国家卫生县城(乡镇)占比 /%	9.3	9.3	11.1
城市人均体育设施用地面积 / 平方米	2.3	2.3	2.6
每千人拥有社会体育指导员人数 / 人	1.7	1.8	2.0
职业健康检测覆盖率 /%	75.3	45.8	87
食品抽样检验 3 批次 / 千人	2.2	2.9	2.7
学生体质监测优良率 /%	31	30.2	30.1
每千名老年人口拥有养老床位数 / 张	30	31.2	34.6
健康社区覆盖率 /%	0	0	1.5
健康学校覆盖率 /%	0	0	0.4
健康企业覆盖率 /%	0	0	1
严重精神障碍患者规范管理率 /%	71.2	88.2	86.1
儿童系统管理率 /%	95.9	95.8	93.7
孕产妇系统管理率 /%	97.4	96.9	96.6
每万人口全科医师数 / 人	2.7	3.0	3.1
每万人口拥有公共卫生人员数 / 人	8.5	8.5	8.4
提供中医药服务的基层医疗卫生机构占比 /%	92.9	–	96.7
人均期望寿命 / 岁	76.4	76.4	76.4
婴儿死亡率 /‰	4.9	3.5	3.4
5 岁以下儿童死亡率 /‰	6.0	4.5	4.0
孕产妇死亡率 /(/10 万)	6.2	14.7	11.2
城乡居民达到《国民体质测定标准》合格以上的人数比例 /%	82.6	84.9	77.1

续表

指标	宝鸡市水平		
	2015 年	2016 年	2017 年
甲乙类传染病发病率 /(/10 万)	151.5	139.1	134.4
居民健康素养水平 /%	–	–	11.4
15 岁以上成人吸烟率 /%	10.1	31.2	25.5
经常参加体育锻炼人口比例 /%	36.0	36.2	36.5
媒体健康科普情况		已开展	
"全国志愿服务信息系统"中注册的志愿者比例 /%	4.7	5.1	5.3

 五　挑战与展望

　　对照《中国健康城市评价指标体系 (2018 版)》,宝鸡市健康城市评价指标总体趋于良好,但与"健康中国"战略要求和人民群众期待相比,仍存在一些薄弱环节和问题。一是环境空气质量优良天数占比和人均公园绿地面积有差距,公共厕所设置密度和农村无害化卫生厕所普及率不高。二是学生体质监测优良率较低,千名老人拥有养老床位数仍低于国家目标,社区、学校和企业等健康细胞覆盖率不高。三是每万人口公卫人员数增幅不大。四是人均期望寿命增长缓慢。五是居民健康素养水平不高,15 岁及以上居民吸烟率较高,辖区居民经常参加体育锻炼率和城市志愿者比例较低。

　　下一步健康城市建设基本构想。一是加强组织领导,健全部门协作机制。落实政府健康责任,进一步将健康融入所有政策,下好"零级"预防先手棋。加大政府财政经费保障力度,重点增加公共卫生投入,更加注重预防为主。健全宝鸡市健康委员会组织架构,完善多部门协作机制,促进"大健康""大卫生"格局优化升级。健全健康责任清单制度,严格考核奖惩,推动责任落实。二是围绕重要问题,加大慢性病防控力度。坚持全市每 5 年一次、各县区每 2 年一次的慢性病及其危险因素调查,持续加强慢性病监测力度,为细化、实化、具体化防控策略提供科学依据。积极推广"人群分类、干预分级、评价多维"的慢性病精准化干预策略和精细化评价体系,持续提升慢性病防控科学化水平。加强专业公共卫生机构和基层医疗卫生机构人才队伍建设,为慢性病防控提供坚实人才保障。三是突出工作实效,提高健康教育工作水平。坚持问题导向,定期开展居民健康素养水平调查研究,为制订针对性措施提供基本依据。坚持结果导向,在健康教育与健康促进的针对性、实效性、有效性上再下功夫。注重发挥融媒体作用,提高健康教育与健康促进的现代化水平。以基本公共卫生服务项目为支撑,以基层医疗卫生机构为骨干,发挥其点多、线长、面广作用,持续开展好日常性健康教育与健康促进工作。四是加强环境建设,促进城乡居民健康。通过增加绿化、公共厕所覆盖率、健康步道、健康主题公园、健康食堂、健康街道等措施,持续加强健康支持性物质环境建设,通过指导各社区组织形式多样的社区活动加强健康支持性社会环境建设。持续开展城乡卫生整洁行动,完善城乡环境卫生基础设施和长效机制,统筹治理城乡环境卫生问题。加强老旧小区改造,增加社区基础设施建设,增加绿化覆盖率。加快无害化卫生厕所建设,不断提升公共厕所设置密度。加强以环境治理为主的病媒生物综合预防控制,提高主要病媒生物密度控制水平。五是突出示范引领,加强健康细胞工程建设。结合慢性病综合防控示范县区等创建、复审及巩固提升,加大健康社区、健康单位、健康学校、健康企业等 8 类健康细胞建设力度,充分发挥健康细化的示范引领作用,促进区域居民健康水平不断提升。六是坚持综合施策,加强健康城市建设能力。重点提高政府有关部门主要领导和相关单位工作人员的能力。加强爱卫办系统、各健康细胞试点对健康城市实施、建设过程等方面培训,提高工作水平。

【专家点评】

　　宝鸡市将健康城市建设放到城市发展的大局中考虑,在医改中谋划健康促进与教育工作,以卫生城市工作为基础,针对健康危险因素精准施策,积极改善环境、基础设施,致力提高居民在健康投入与产出上的绩效,开展多种形式健康教育活动,自然和居住环境有较好改善,居民的健康素养水平有明显提升。宝鸡市健康城市评价各项指标在西部城市排名靠前,推进健康城市的政策和举措具有一定的典型性和代表性,对于西部地区城市有较好的借鉴意义,其实践做法具有推广价值。

案例 　　　　　**医改"宝鸡模式"**

一、主要问题

　　2009 年新一轮医改启动之前,宝鸡市医药卫生体制方面主要存在以下问题:一是卫生资源配置不合理,约 70% 的卫生资源集中在城市,其中优质资源又大多集中在城市三级医院,公共卫生和城乡基层医疗资源严重不足。二是医疗保障水平不高。基本医疗保障制度的保障力度不强,受益水平比较低,不能有效解决"因病致贫"和"因病返贫"问题。三是有的医疗机构承担公共卫生职能有所弱化,重治疗、轻预防等现象比较突出。四是药品价格虚高,以药补医机制亟待破除。为缓解群众反映强烈的"看病难、看病贵"问题,解决医药卫生领域长期以来形成和积累的深层次矛盾,实现全体人民"病有所医",必须开展医药卫生体制改革。

二、解决办法

注重落实政府责任。市委、市政府将医改工作作为重大民生工程、责任工程和发展工程,成立市长挂帅,卫健、财政、人社、编办、市场监管、医保等部门共同参与的医改工作领导小组,全面组织协调和指导综合医改工作。市委、市政府在政策制定、经费预算、人事安排等方面对医改工作做到优先考虑、优先拨付、优先落实。全市逐步建立起"政府统筹、部门协同、齐抓共管"的深化医药卫生体制改革调控新机制。

注重创新改革思路。始终坚持党政主导,强化部门联动,创新体制机制,注重综合施策,逐步探索形成了"一破除,三创新,三提升"(破除以药补医机制;创新人事薪酬制度,创新医院管理体制,创新公卫服务管理模式;提升优质资源有效供给,提升医疗服务能力,提升医疗保障水平)的新路子。一是着力破除以药补医机制。全面落实药品"零差率""两票制",同步跟进财政补偿、医疗服务价格调整、医保支付方式改革等措施。通过在省招标价基础上,进行药品、耗材配送价格再次谈判,让利患者。二是创新人事薪酬制度。针对西部地区人才引进短板的现状,从破解人才"引进难、留不住、待遇低"问题入手,淡化编制管理,放开医院人事权,允许医院根据业务发展需要自主招聘医务人才,实行人事代理和聘用合同管理,与在职在编人员享有同等待遇,医院的用人自主权得到充分发挥。市政府及时跟进建立市级事业单位职工退休养老保障机制,有效解决了新进聘用人员的后顾之忧。注重制度流程再造,既放开进口,又畅通出口,建立以岗位管理和流程管理为基础的全员、全程、全方位的编制人事精细化管理体系,使人才的有序流动变为常态。放开收入分配自主权,实行岗位绩效工资制,把政策工资档案化,基本工资予以保留,其余收入按岗位核定绩效,一岗一薪、异岗异薪、多劳多得、优绩优酬。搞活绩效考核,细化考核方案,突出岗位工作量、服务质量、行为规范、技术能力、医德医风和患者满意度等指标,彻底切断科室经济收入指标与医务人员考核之间的直接挂钩关系,彻底切断医务人员收入与处方、检查、耗材等收入之间的直接挂钩关系,个人收入分配重实绩、重贡献,并向优秀人才、关键岗位和高风险岗位倾斜,适应行业特点的"两放开、一搞活、两切断"人事薪酬制度逐步建立,医疗机构的内在活力得到全面激发,医务人员服务热情空前高涨。三是创新医院管理体制。组建市医院管理委员会,在市卫计局设立市医院管理局,代表政府履行对公立医院管理职能。在市级公立医院和县级综合医院建立多种形式医院内部管理机制。建立由市纠风办牵头的第三方社会评价机制。出台《医疗纠纷调解处置暂行办法》,建立医疗纠纷人民调解机制。"管、办、评、调"四权分离的公立医院运行管理新路径全面建立。四是创新公卫服务管理模式。探索推行基本公卫服务项目签约式"购买券"管理,建立重点传染病专病专策专防专治机制,在全国率先建立免费基本生育制度,实现市域内孕产妇系统保健免费基本服务项目全覆盖。

注重强化制度建设。在基本医保实现全覆盖基础上,建立城乡居民同标准筹资、同标准报付的大病医疗保险模式,并与基本医保、各类医疗救助、商业健康保险相互衔接。构建起以基本医疗保障为基础,大病医疗保险为辅助,民政医疗救助、疾病应急救助和商业健康保险为补充,并相互衔接的"大医保"体系,让群众在医改过程中获得实惠。

注重改善群众感受。在医改过程中,坚持以人民健康为中心,以问题为导向,从解决和发现问题上入手,把增强群众获得感作为改革的评判标准。76岁的陈凤英老人是市区东风路社区的居民,她有着去大医院就诊的经历,以前每次去体检,由于抽血化验需要空腹,一大早便去排队,全程下来快到中午还吃不上饭。如今,改在社区卫生服务中心体检,每年都有医生电话预约体检时间。一次,陈凤英如约到社区服务中心,在导医引导下30分钟就做完了心电图、血常规等10余项体验项目检查,她不住地感慨"真方便"。目前,一般的公共卫生服务项目,社区卫生服务中心基本都能完成,即使无法完成,也可采样送上级医院。该服务中心推行的"便捷化"就医,是宝鸡医改的一个缩影。宝鸡市现有各类医疗卫生机构3 011个,其中医院90个,乡镇卫生院168个,社区卫生服务中心18个、社区卫生服务站58个,村卫生室1 850个,已基本形成城市15分钟就医圈,方便、便宜、能看好病,成为患者的切身感受。

三、主要成效

宝鸡市医改通过"五个注重"有力助推了"健康宝鸡"建设,全市城乡居民15分钟就医圈全面形成,参合患者县域内住院实际补偿比保持在67%左右,大病保险政策内受益度达62%,群众对医疗卫生机构服务满意率达到95%以上,我市被国务院表彰为公立医院改革真抓实干成效明显先进市,改革做法入选全国深化医改100个典型案例,被原国务院医改办命名为国家首批公立医院综合改革示范城市,实现了人民群众得实惠、医务人员受鼓舞、党和政府得民心的医改阶段性目标,也为推动全国综合医改向纵深发展提供了鲜活经验。

45